中国核学会近距离治疗与智慧放疗分会推荐系列教材

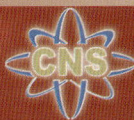

CNS 中国核学会 组织编写

肿瘤精准放射治疗靶区勾画丛书
妇科肿瘤

主　编　王俊杰　张福泉
副主编　邹丽娟　魏丽春　江　萍

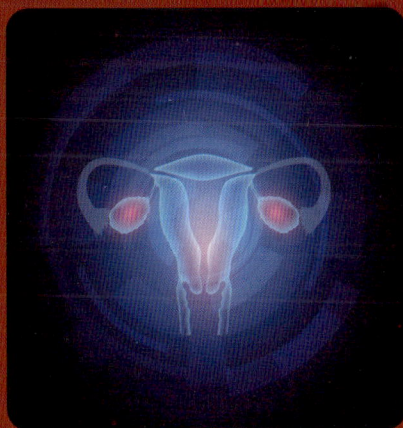

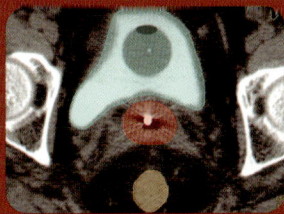

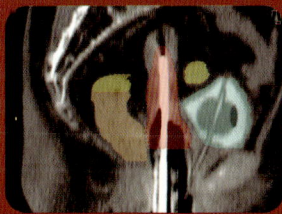

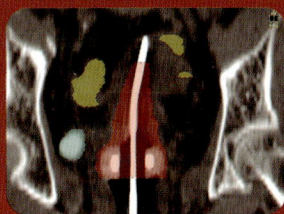

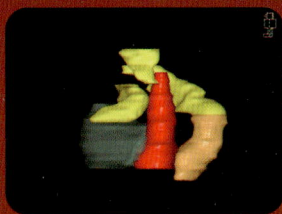

人民卫生出版社
·北　京·

图书在版编目（CIP）数据

妇科肿瘤 / 王俊杰，张福泉主编 . —北京：人民
卫生出版社，2022.11
（肿瘤精准放射治疗靶区勾画丛书）
ISBN 978-7-117-33850-9

Ⅰ. ①妇… Ⅱ. ①王… ②张… Ⅲ. ①妇科病–肿瘤
–放射疗法 Ⅳ. ①R737.3

中国版本图书馆 CIP 数据核字（2022）第 197439 号

人卫智网	www.ipmph.com	医学教育、学术、考试、健康，购书智慧智能综合服务平台
人卫官网	www.pmph.com	人卫官方资讯发布平台

肿瘤精准放射治疗靶区勾画丛书
妇科肿瘤
Zhongliu Jingzhun Fangshe Zhiliao Baqu Gouhua Congshu
Fuke Zhongliu

主　　编：王俊杰　张福泉
出版发行：人民卫生出版社（中继线 010-59780011）
地　　址：北京市朝阳区潘家园南里 19 号
邮　　编：100021
E - mail：pmph @ pmph.com
购书热线：010-59787592　010-59787584　010-65264830
印　　刷：三河市宏达印刷有限公司（胜利）
经　　销：新华书店
开　　本：710×1000　1/16　印张：13
字　　数：240 千字
版　　次：2022 年 11 月第 1 版
印　　次：2022 年 11 月第 1 次印刷
标准书号：ISBN 978-7-117-33850-9
定　　价：62.00 元

打击盗版举报电话：**010-59787491**　**E-mail：WQ @ pmph.com**
质量问题联系电话：**010-59787234**　**E-mail：zhiliang @ pmph.com**
数字融合服务电话：**4001118166**　**E-mail：zengzhi @ pmph.com**

编　者 （按姓氏汉语拼音排序）

程光惠（吉林大学中日联谊医院）

邓秀文（北京大学第三医院）

郭　杰（吉林大学第二医院）

胡　克（北京协和医院）

江　萍（北京大学第三医院）

姜伟娟（北京大学第三医院）

李围围（空军军医大学西京医院）

李小凡（北京大学肿瘤医院）

刘常浩（空军军医大学西京医院）

刘忠山（吉林大学第二医院）

孟凡旭（吉林省肿瘤医院）

曲　昂（北京大学第三医院）

施　丹（吉林大学中日联谊医院）

孙　帅（北京协和医院）

孙宝胜（吉林省肿瘤医院）

田丹丹（河北省沧州中西医结合医院）

王俊杰（北京大学第三医院）

王铁君（吉林大学第二医院）

魏丽春（空军军医大学西京医院）

晏俊芳（北京协和医院）

杨姗姗（哈尔滨医科大学附属肿瘤医院）

尤　静（北京大学肿瘤医院）

袁香坤（河北省沧州中西医结合医院）

张　莹（空军军医大学西京医院）

张福泉（北京协和医院）

张永侠（河北省沧州中西医结合医院）

张云艳（哈尔滨医科大学附属肿瘤医院）

赵丽娜（空军军医大学西京医院）

邹丽娟（大连医科大学附属第二医院）

序

　　妇科肿瘤在肿瘤防治领域居显赫地位,特别是在肿瘤治疗的专业领域,在放射治疗的专业范畴可谓独树一帜,从基础理论到临床实践都有明显特色。总结与提高妇科肿瘤放射治疗的经验与体会,形成规范与共识,是从事这个专业的专家学者义不容辞的责任。达成共识、形成规范必然会使妇科肿瘤的防治水平得到提高,进入获取较好疗效的新境界。

　　在放射治疗的专业领域,精准放射治疗是众所周知的提高放射治疗疗效的目标和追求。其中最关键的要求是认识和勾画肿瘤靶区,这是对每位专业领域工作者最基本的要求。认识与学好靶区勾画,应该作为放射治疗的基本功。熟练掌握靶区勾画,灵活运用这项技术,确实需要认真学习,以达到临床高水平的实际应用。

　　北京大学医学部放射肿瘤学系做了一项值得让人称赞的工作,各专业领域的专家,就其所长编写了一系列推荐教材,为临床精准放射治疗奠定了坚实的基础。在这个系列教材中,《肿瘤精准放射治疗靶区勾画丛书——妇科肿瘤》终于编写完成。这本书涵盖的内容较为全面,临床常见妇科肿瘤尽收其中。全面、详细、准确、实用、易于掌握是本书的特点。对靶区勾画中的疑难和不易区分的难点均尽力给出正确答案与解决方法。本书可为专业领域内的人士提供参考和答疑,是一本难能可贵的参考书和工具书。

　　参与本书编写的各位编者均系本领域及放射肿瘤治疗学领域的知名专家和学科带头人,他们经验丰富,在妇科肿瘤和放射治疗领域建树颇丰,编写本书不遗余力,力求达到专业领域知识的高水平。他们为本书所作出的贡献,尽在本书各章节中有精彩呈现,各位读者阅读本书时当会得到满意的收益。应当感谢参与编写的各位专家奉献的智慧与精力。

随着时间的进展,本书会有所不足,当望今后不断更新。

感谢主编和各位参编专家嘱我写序,不胜荣幸。

北京大学放射肿瘤学系终身教授

申文江

2022 年 8 月　于北京

前　言

　　外科手术治疗、放射治疗和化学药物治疗是肿瘤治疗三大常规手段。其中放射治疗在肿瘤综合治疗中的地位和作用日益提升。随着现代影像学技术的进步、计算机治疗计划系统的研发成功,多叶光栅技术应用使放射治疗进入精准与精确时代。现代放射治疗技术包括三维适形放射治疗、调强放射治疗和影像引导放射治疗。立体定向放射治疗和近距离治疗的技术进步,使许多早期肿瘤、体积较小的肿瘤和复发难治肿瘤获得了非常好的局部控制疗效。

　　放射治疗主要包括外照射和内照射两种。内照射又称近距离治疗。近距离治疗主要包括腔内、管内、组织间、术中和表面照射五种主要治疗模式。其中,高剂量率近距离治疗和低剂量率近距离治疗临床应用最为普遍。

　　近年来,妇科肿瘤发病率有增加的趋势,而放射治疗在妇科肿瘤治疗中具有举足轻重的地位和作用。无法手术的早期患者、局部晚期患者乃至复发转移的患者均可以借助放射治疗达到根治治疗、姑息治疗或者辅助治疗的目的。

　　妇科肿瘤放射治疗技术包括外照射、立体定向放射治疗、高剂量率后装近距离治疗和低剂量率放射性粒子近距离治疗,各种技术手段如何科学合理地应用,是保证妇科肿瘤疗效提高的关键。子宫颈癌的旋转调强放射治疗和影像引导技术确保子宫颈癌治疗不良反应明显降低,后装近距离治疗确保肿瘤局部靶区剂量得到提升,进而提高患者的总生存时间。原发子宫颈癌近距离治疗联合外照射,子宫内膜癌术后放射治疗等都对从业医生提出了很高的专业技术要求,尤其是近距离治疗技术,要求医生具有很强的临床实际操作能力。对各种复发、转移的小体积肿瘤,通过立体定向放射治疗技术,获得满意的临床疗效。而盆腔外周型复发、腹膜后淋巴结转移和锁骨上淋巴结转移患者的粒子植入治疗,突破了过去传统的放射治疗模式,挽救了大量晚期肿瘤患者的生命。

目前我国尚没有一部关于妇科肿瘤靶区勾画的专业书籍,为了满足广大放射治疗科医生临床实际工作需要,我们组织国内放射治疗领域妇科肿瘤知名专家和教授系统性地编写了这本书,希望为广大从事妇科肿瘤放射治疗的医生、物理师提供一部实用、可借鉴和操作性强的靶区勾画手册,为提高妇科肿瘤放射治疗的整体技术水平,实现同质化、均质化和标准化发展,进一步提高我国子宫颈癌患者整体治疗水平作出应有的贡献。

第一次编写《肿瘤精准放射治疗靶区勾画丛书:妇科肿瘤》一书,难免挂一漏万,敬请广大同仁批评指正,未来再版时及时更正、修改和完善。

中华医学会放射肿瘤治疗学分会第十届委员会　主任委员

中国核学会近距离治疗与智慧放疗分会　理事长

北京大学第三医院肿瘤放疗科　主任

北京大学医学部近距离放疗研究中心　主任

王俊杰

2022 年 8 月　于北京

目　　录

第一章

早期子宫颈癌放射治疗

第一节　概　　述

子宫颈癌是常见的妇科恶性肿瘤之一,发病率在我国女性恶性肿瘤中居第二位。在全世界范围内统计,每年约有 50 万的子宫颈癌新发病例,占所有癌症新发病例的 5%,其中 80% 以上的病例发生在发展中国家。我国每年约有新发病例 13 万,占全世界子宫颈癌新发病例总数的 28%。子宫颈癌患病的高峰年龄为 40~60 岁,近年来子宫颈癌的发病年龄呈年轻化趋势。子宫颈癌发病率分布存在地区差异,农村高于城市,山区高于平原,发展中国家高于发达国家。

子宫颈癌常见的症状为接触性阴道出血,异常白带,如血性白带、白带增多,不规则阴道出血或绝经后阴道出血。晚期子宫颈癌患者可能出现阴道大出血、腰痛、下肢疼痛、下肢水肿、贫血、发热、少尿或恶病质等临床表现。子宫颈癌诊断需要依据病史、妇科查体、细胞学和病理组织学检查及影像学等辅助检查。依据国际妇产科联盟(International Federation of Gynecology and Obstetrics, FIGO)2018 年的临床分期标准,ⅠA、ⅠB1、ⅠB2 和ⅡA1 期定义为早期子宫颈癌。

第二节　病　　理

一、大体分型

在发展为浸润癌前,肉眼观察无特殊或类似一般宫颈糜烂。随着浸润癌的出现,宫颈可表现以下 4 种类型。

1. 糜烂型　宫颈表面红润,黏膜表面有深浅不等的上皮破坏,呈颗粒状粗糙面,触之易出血。此类型多见于早期癌或晚期肿瘤阴道黏膜播散。

2. 外生型　这是最常见大体病理类型。病灶向宫颈阴道部表面突出,状如菜花又称"菜花型"。血管丰富、质脆、易出血,表面可有出血和坏死组织。

3. 结节型(内生型)　癌组织向宫颈深部组织浸润,使宫颈扩张并侵犯子宫峡部。宫颈肥大质硬,但表面仍光滑或仅见轻度糜烂,整个宫颈段膨大如桶状。

4. 溃疡型　并非独立类型,外生型或内生型进一步发展后,癌组织坏死脱落,形成溃疡,甚至整个宫颈为大空洞所替代。因常合并感染,分泌物伴恶臭。

二、组织学分型

1. 鳞癌　约占 90% 以上,包括角化型鳞癌、非角化型鳞癌、疣状鳞癌、乳头状鳞癌、淋巴上皮样癌和梭形细胞癌等。

2. 腺癌　仅占 5%,包括乳头状腺癌、内膜样腺癌、黏液腺癌和浆液性乳头状腺癌。

3. 混合癌及其他罕见类型　约占 5% 以下。腺癌与鳞癌并存时称为腺鳞癌,亦称混合癌。其他罕见类型,如小细胞癌、透明细胞癌和未分化癌等。

第三节　分　　期

子宫颈癌的分期通常采用 FIGO 2018 年的临床分期标准,如表 1-1 所示。病理学结果及影像学检查纳入分期。妇科检查是确定临床分期重要的手段,临床分期需要两名副高以上职称的妇科医生决定,分期一旦确定,治疗后不能改变。正电子发射计算机断层显像(positron emission computed tomography, PET/CT)、磁共振成像(magnetic resonance imaging, MRI)、阴道镜检查、宫颈锥切术、膀胱镜和直肠乙状结肠镜等检查结果有助于精确分期及治疗方案的决策。美国癌症联合委员会(American Joint Committee on Cancer, AJCC)2021 年更新了第 9 版肿瘤 - 淋巴结 - 远处转移(tumor-node-metastases, TNM)分期标准,如表 1-2 所示。

表 1-1 子宫颈癌分期

T分期	FIGO 分期	原发肿瘤
T$_X$		原发肿瘤无法评估
Tis		原位癌
T1	I	肿瘤局限于宫颈（不考虑扩散至宫体）
T1a	I A	仅在显微镜下可见的浸润癌，最大浸润深度≤5mm
T1a1	I A1	间质浸润深度≤3mm
T1a2	I A2	3mm< 间质浸润深度≤5mm
T1b	I B	间质浸润深度 >5mm，病变局限于宫颈
T1b1	I B1	间质浸润深度 >5mm，肿瘤最大径≤2cm
T1b2	I B2	2cm< 肿瘤最大径≤4cm
T1b3	I B3	肿瘤最大径 >4cm
T2	II	肿瘤侵犯至子宫外，但未达阴道下 1/3 或盆壁
T2a	II A	侵犯阴道上 2/3，无宫旁浸润
T2a1	II A1	浸润癌最大径≤4cm
T2a2	II A2	浸润癌最大径 >4cm
T2b	II B	宫旁浸润，未达盆壁
T3	III	肿瘤累及阴道下 1/3，和 / 或扩散到盆壁，和 / 或导致肾积水或无功能肾，和 / 或累及盆腔和 / 或腹主动脉旁淋巴结，不论肿瘤大小与范围
T3a	III A	肿瘤累及阴道下 1/3，未扩散到盆壁
T3b	III B	肿瘤扩散到盆壁，和 / 或肾积水或无功能肾
T4	IV A	活检证实侵犯膀胱或直肠黏膜或肿瘤扩散至邻近器官
N 分期	**FIGO 分期**	**区域淋巴结**
NX		区域淋巴结无法评估
N0		无区域淋巴结转移
N0（i+）		区域淋巴结内肿瘤病灶 <0.2mm，或单个淋巴结内的单个肿瘤细胞，或≤200 个成簇细胞
N1	III C1	盆腔淋巴结转移
N1mi	III C1	盆腔淋巴结转移，0.2mm< 最大径≤2mm
N1a	III C1	盆腔淋巴结转移，最大径 >2mm

续表

N 分期	FIGO 分期	区域淋巴结
N2	ⅢC2	腹主动脉旁淋巴结转移
N2mi	ⅢC2	腹主动脉旁淋巴结转移，0.2mm< 最大径≤2mm
N2a	ⅢC2	腹主动脉旁淋巴结转移，最大径 >2mm

M 分期	FIGO 分期	远处转移
M0		无远处转移
cM1	ⅣB	远处转移（包括腹股沟淋巴结转移,腹腔内病灶,肝、肺或骨转移等）
pM1	ⅣB	病理确诊的远处转移（包括腹股沟淋巴结转移,腹腔内病灶,肝、肺或骨转移等）

注：FIGO2018 年分期中，如分期存在争议，应归于更早的期别：①可利用影像学和病理学结果对临床检查的肿瘤大小和扩展程度进行补充用于分期；②淋巴脉管间隙浸润不改变分期，不再考虑病灶浸润宽度；③需要注明ⅢC 期的影像和病理发现，例如影像学发现盆腔淋巴结转移，则分期为ⅢC1r，假如是病理学发现的，则分期ⅢC1p,需要记录影像和病理技术的类型。

表 1-2　子宫颈癌 AJCC 预后分期分组

分期	T	N	M
Ⅰ	T1	N0	M0
ⅠA	T1a	N0	M0
ⅠA1	T1a1	N0	M0
ⅠA2	T1a2	N0	M0
ⅠB	T1b	N0	M0
ⅠB1	T1b1	N0	M0
ⅠB2	T1b2	N0	M0
ⅠB3	T1b3	N0	M0
Ⅱ	T2	N0	M0
ⅡA	T2a	N0	M0
ⅡB	T2b	N0	M0
Ⅲ	T3	N0	M0
ⅢA	T3a	N0	M0
ⅢB	T3b	N0	M0
ⅢC1	TX，T0，T1~T3	N1	M0
ⅢC2	TX，T0，T1~T3	N2	M0
ⅣA	T4	任何 N	M0
ⅣB	任何 T	任何 N	M1

第四节　适应证和禁忌证

　　手术和放射治疗是早期子宫颈癌治疗的两大主要手段。根据美国国立综合癌症网络(National Comprehensive Cancer Network, NCCN)、欧洲妇科肿瘤及近距离协会等权威组织发布的一系列指南和中华人民共和国国家卫生健康委员会发布的《宫颈癌诊疗规范(2018年版)》显示,在早期子宫颈癌的治疗中,手术治疗主要适用于ⅠA期患者。ⅠB1~ⅡA2期可选择手术或者根治性放射治疗。子宫颈癌的治疗以综合治疗为主,早期子宫颈癌患者,术后如果存在复发的高危因素,应给予术后放化疗,以提高局部控制率和生存率。对于局部晚期子宫颈癌患者,同步放化疗已成为世界公认的治疗模式。因此,临床医生应根据患者的病理类型、临床分期、一般状态及对生育要求等因素综合考虑,合理地选择和应用手术、放射治疗和化学药物治疗等方法,制订个体化的综合治疗方案。

一、适应证

　　各期子宫颈癌均可以给予放射治疗:①Ⅰ~ⅣA期子宫颈癌均可选择根治性放射治疗。②患者拒绝手术或因心脏、肾脏等全身疾病无法手术治疗的患者,可进行根治性放射治疗。③ⅣB患者可给予姑息放射治疗,以改善症状并提高生存质量,延长生存期。④对ⅠB2和ⅡA期患者,如果宫颈局部病灶较大,可给予术前放射治疗,再做手术切除。⑤Ⅰ~ⅡA期子宫颈癌术后病理证实存在复发高危因素者,如淋巴结阳性、切缘阳性、宫旁受侵、肿瘤或淋巴结术后肉眼残存者,满足任何一条者均应给予术后放射治疗。对于术后淋巴结阴性、切缘阴性、无宫旁浸润者,根治术后可以根据《NCCN宫颈癌临床实践指南》中Sedlis标准判定是否需要加术后放射治疗。具体内容详见第三章"子宫颈癌术后放射治疗"。

二、禁忌证

1. 相对禁忌证

（1）血白细胞总数 $<3.0 \times 10^9/L$,血小板数量 $<50 \times 10^9/L$,血红蛋白浓度 $<90g/L$。

（2）合并传染病,如活动性肝炎、活动性肺结核。

（3）宫颈肿瘤直径 $<4cm$,并有广泛远处转移。

2. 绝对禁忌证

（1）4级骨髓抑制,血白细胞计数 $<1 \times 10^9/L$,血小板计数 $<2 \times 10^9/L$。

（2）重要脏器（如心、肺、肝、肾等）功能严重不全者。

（3）急性或亚急性盆腔炎。

（4）精神疾病发作期。

第五节　放射治疗前准备

结合患者病史、查体及相关检查对患者病情进行充分评估。患者不耐受或不接受手术治疗，可进行放射治疗。

一、实验室检查

1. **常规检查**　血常规，尿常规，便常规，生化检查（肝肾功能、电解质、血糖），凝血功能。

2. **肿瘤标记物**　如鳞状上皮细胞癌抗原（squamous cell cancinoma antigen，SCC）、细胞角质蛋白19片段抗原21-1（cyto-keratin 19 fragment antigen 21-1，Cyfra21-1）、糖类抗原125（carbohydrate antigen 125，CA12-5）、癌胚抗原（carcinoembryonic antigen，CEA）、糖类抗原19-9（carbohydrate antigen 19-9，CA19-9）等。

3. 感染疾病筛查。

4. 子宫颈人乳头瘤病毒（human papillomavirus，HPV）检测。

二、影像学检查

1. 盆腔 MRI、腹盆腔 CT、泌尿系统超声。

2. 胸部 X 线片或胸部 CT。

3. 根据病情需要而定，如超声心动图，心、肺功能测定，排泄性尿路造影，PET/CT 等。

三、妇科查体

妇科查体需要描述宫颈肿瘤的位置、形态、大小，阴道受累情况，子宫的大小及位置，三合诊判断宫旁情况（单/双侧、增厚情况及程度、子宫活动度），并在初治时与近距离治疗前进行记录。

四、病理检查

组织学检查获取病理，包括宫颈活检、宫颈管搔刮术、宫颈锥切术等。

第六节　技术流程

早期子宫颈癌根治性放射治疗包括外照射和近距离治疗两部分,近距离治疗即"内照射"。通常先进行外照射,后期联合近距离治疗。具体流程如图 1-1 和图 1-2 所示。

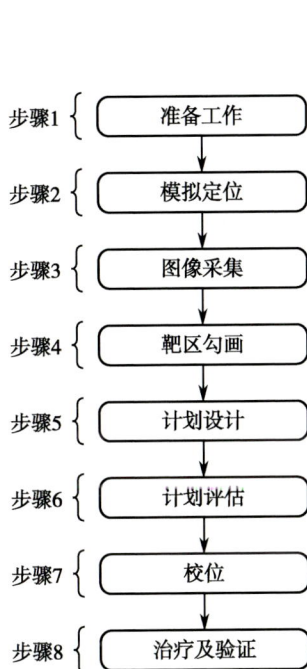

步骤1 { 准备工作

步骤2 { 模拟定位

步骤3 { 图像采集

步骤4 { 靶区勾画

步骤5 { 计划设计

步骤6 { 计划评估

步骤7 { 校位

步骤8 { 治疗及验证

图 1-1　外照射流程图

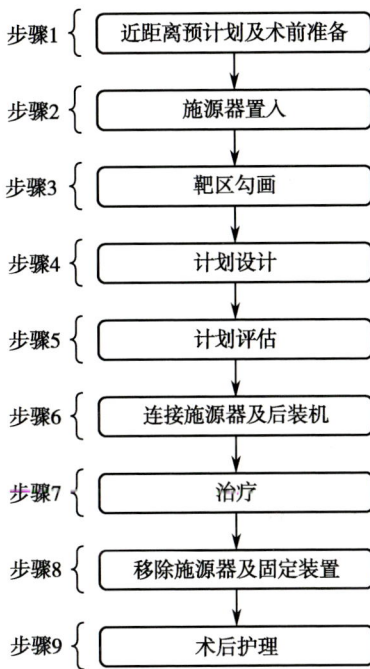

步骤1 { 近距离预计划及术前准备

步骤2 { 施源器置入

步骤3 { 靶区勾画

步骤4 { 计划设计

步骤5 { 计划评估

步骤6 { 连接施源器及后装机

步骤7 { 治疗

步骤8 { 移除施源器及固定装置

步骤9 { 术后护理

图 1-2　近距离治疗流程图

第七节　外照射

一、定位

1. **定位前准备**　患者定位前排空直肠、适当充盈膀胱、小肠显影,建议行 CT 增强扫描定位患者空腹。根据经验安排患者喝水憋尿。可推荐患者定位前 1 小时排空膀胱,饮水 500mL(含 10mL 碘海醇)。

2. 体位固定　采用真空垫或热塑体膜进行体位固定。患者通常呈仰卧位,双上肢自然上举,双腿自然并拢平放。阴道置入标记物如细金属丝标记位置。

3. CT 扫描　建议进行增强扫描,过敏或严重肾功能不全者除外。扫描范围:上界为第 10 胸椎上缘,下界为坐骨结节下 5cm。扫描层厚为 3~5mm。

二、靶区勾画

临床靶区(clinical target volume,CTV)包括子宫体、宫颈、宫旁组织、3cm阴道及盆腔淋巴引流区(髂总、髂内、髂外、闭孔、S3 以上骶前淋巴引流区),如图 1-3~ 图 1-5 所示。早期子宫颈癌无淋巴结转移,无须勾画腹主动脉旁淋巴引流区。

淋巴引流区勾画范围如下。

1. 髂总淋巴引流区　围绕髂总血管外扩 7mm,CTV 后界和侧界应勾画至腰大肌和椎体。

2. 髂内淋巴引流区　围绕髂内血管外扩 7mm,CTV 侧界应达盆壁。

3. 髂外淋巴引流区　围绕髂外血管外扩 7mm,沿髂腰肌前缘再外扩10mm,包括髂外外侧组淋巴结。

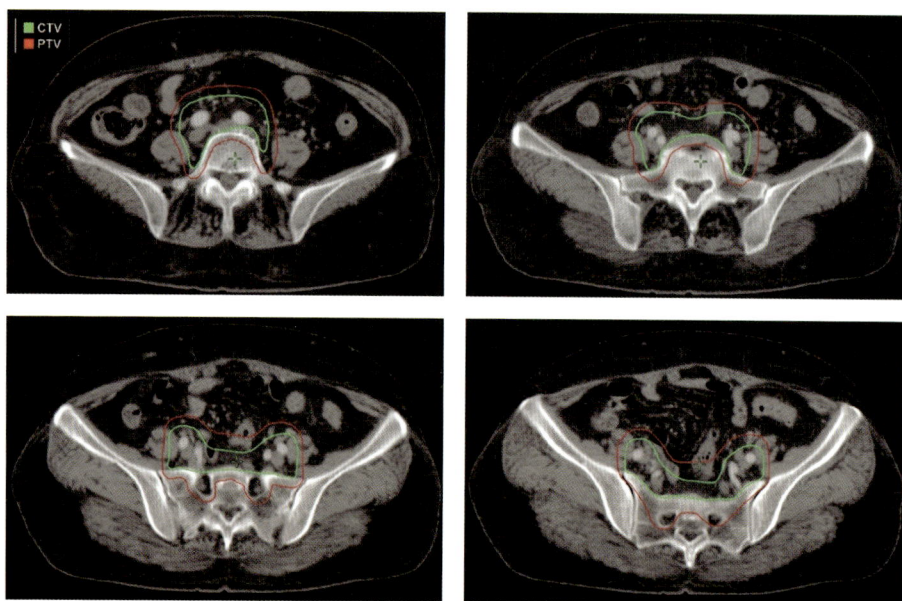

图 1-3　CTV 上部勾画图示

髂总血管分叉以上(绿色线为 CTV)。

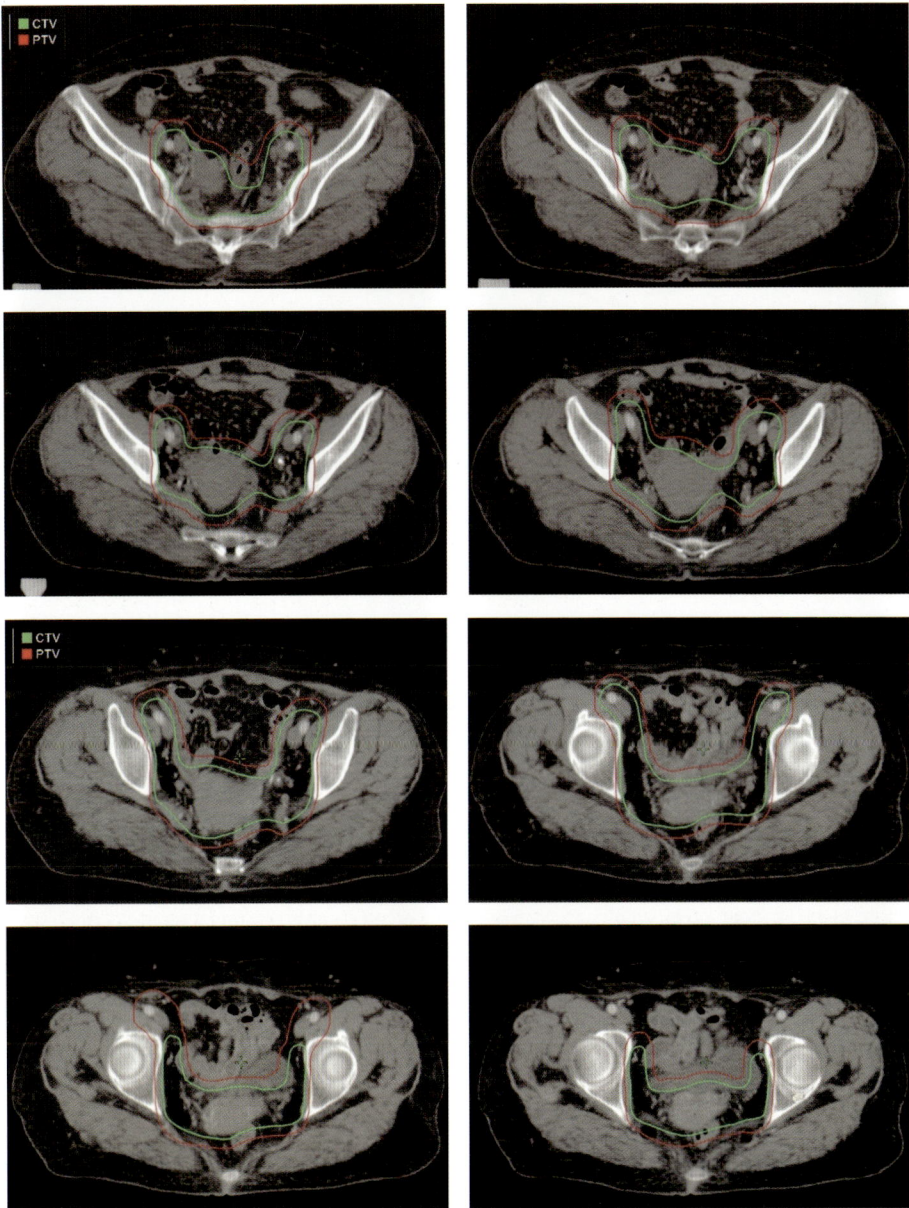

图 1-4　CTV 中部勾画图示

髂总血管分叉至阴道中段（绿色线为 CTV）。

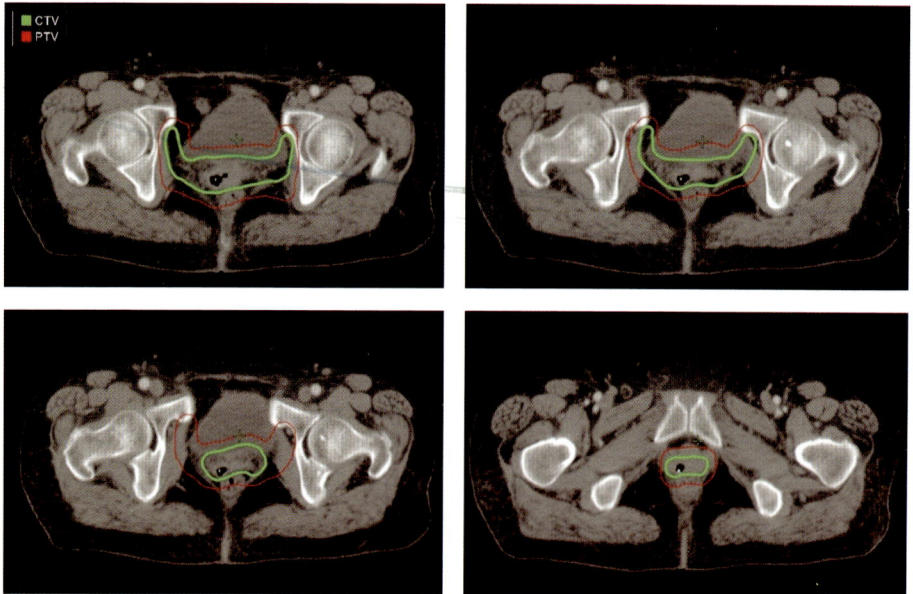

图 1-5　CTV 下部勾画图示

阴道残端及其以下（绿色线为 CTV）。

4. 闭孔淋巴引流区　连接髂内、髂外淋巴结引流区，CTV 内侧界应距盆壁 18mm。

5. 骶前淋巴引流区　CTV 前界应距骶骨前缘 10mm。

三、照射技术和剂量分割

早期子宫颈癌的根治性放射治疗通常先给予外照射，剂量为 40~50Gy，1.8~2Gy/ 次，每周 5 次，共 25~28 次。然后根据肿瘤分期、残存情况及患者阴道条件选择合适的施源器，给予 30~40Gy 的腔内或组织间插植近距离治疗。宫颈原发病灶总照射剂量达到 80~85Gy，即常规 2Gy 分次照射的等效生物剂量（equivalent dose in 2 Gy/fraction，EQD_2）。总治疗时间在 8 周内完成，最终达到完全根除肿瘤的目的。

目前，通常采用调强放射治疗（intensity modulated radiation therapy，IMRT）。

1. 照射范围　上界：与髂嵴（4、5 腰椎）水平；下界：闭孔下缘；侧界：骨盆边缘旁开 1.5~2cm；前界：耻骨联合；后界：第 3 骶椎水平。

2. 照射体积　CTV：早期子宫颈癌照射范围包括整个宫体、宫颈、宫旁组织、部分阴道、阴道旁组织及盆腔淋巴引流区；计划靶区（planning target volume，PTV）：根据各放射治疗单位摆位误差或锥形束 CT（cone beam computed tomography，CBCT）校位结果，确定 PTV 外扩范围。一般 CTV 前后、左右方向外放 6~8mm，头脚方向外放 8~10mm。

3. 照射剂量　45~50Gy/4~5 周，常规分割，单次照射剂量为 1.8~2Gy。每日 1 次，每周 5 次。

4. 危及器官剂量限值　如表 1-3 所示。

表 1-3　子宫颈癌 IMRT 危及器官剂量限值

危及器官	剂量限值	危及器官	剂量限值
直肠	$D_{50} \leqslant 50Gy$ $D_{20} \leqslant 70Gy$	小肠	$D_5 \leqslant 50Gy$ $D_{max} \leqslant 52Gy$
膀胱	$D_{50} \leqslant 50Gy$ $D_{30} \leqslant 70Gy$	结肠	$D_5 \leqslant 50Gy$ $D_{max} \leqslant 55Gy$
股骨头	$D_5 \leqslant 50Gy$		

注：D_5、D_{20}、D_{30}、D_{50} 分别指 5%、20%、30% 和 50% 的体积接受照射的剂量；D_{max} 指接受照射的最大剂量。

第八节　近距离治疗

早期子宫颈癌近距离治疗原则上是在外照射结束后开始。在子宫颈癌近距离治疗中，图像引导三维治疗计划有明显优势。近距离治疗前推荐 MRI 扫描及准确的妇科查体，明确残存肿瘤范围。

一、近距离治疗靶区

早期子宫颈癌近距离照射靶区定义为高危 CTV（high-risk clinical target volume，HR-CTV）、中危 CTV（intermediate-risk clinical target volume，IR-CTV）。HR-CTV 包括整个宫颈、残留病灶及 MRI-T2 加权图像上高信号及灰色信号区域（即原肿瘤经过外照射后出现水肿及纤维化的部分）。无法进行 MRI 扫描的患者，靶区的上界建议勾画 1/3~1/2 宫体，如图 1-6。IR-CTV 在 HR-CTV 的基础上进行外扩，通常 HR-CTV 左右及头脚方向外扩 10mm，前后方向外扩 5mm。IR-CTV 至少包括宫体 1cm，阴道 1cm，宫颈外 0.5~1.0cm。

因近距离治疗剂量学的特点是距离平方反比定律，在近距离治疗体系中，若 CTV 外扩 PTV，导致大体肿瘤靶区（gross tumor target，GTV）和 CTV 及邻近区域剂量的不均匀，明显增加了正常组织的剂量。因此，在近距离治疗中 PTV 仅仅用于研究。

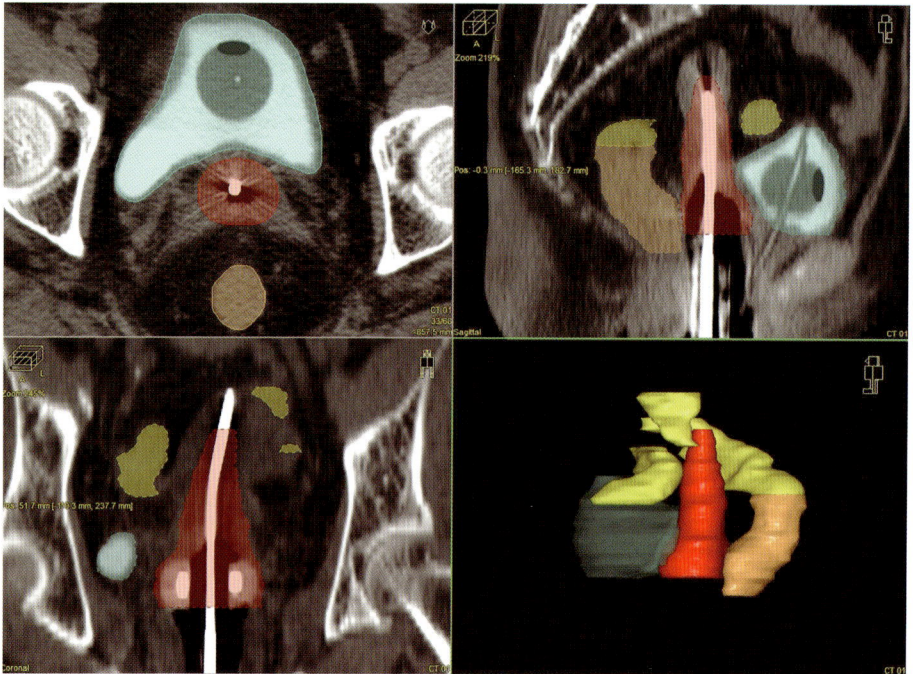

图 1-6   子宫颈癌近距离治疗靶区勾画图示

红色区为 HR-CTV,绿色区为膀胱,浅黄色区为乙状结肠,棕色区为直肠。

二、近距离治疗剂量

近距离治疗剂量为每次 7Gy,共 4 次,或每次 6Gy,共 5 次,每周 2 次。推荐采用三维治疗计划,早期子宫颈癌 HR-CTV 总剂量(外照射 + 近距离治疗)的 $EQD_2 \geqslant 80Gy$。如果采用二维治疗计划,以 A 点评估剂量,一般给予 30~40Gy。早期子宫颈癌通常为外照射 + 近距离治疗,A 点总剂量 $\geqslant 80Gy$ 即可。

危及器官剂量限值,如表 1-4 所示。

表 1-4   子宫颈癌近距离治疗危及器官剂量限值

危及器官	剂量限值(EQD_2)
膀胱(D_{2cm^3})	$\leqslant 90Gy$
直肠(D_{2cm^3})	$\leqslant 70Gy$
乙状结肠(D_{2cm^3})	$\leqslant 70Gy$

注: EQD_2 相当于常规 2Gy 分次放射的等效生物剂量; D_{2cm^3} 相当于 $2cm^3$ 的体积接受的最大照射剂量。

第九节　注　意　事　项

放射治疗并发症发生的概率及严重程度因放射源种类、放射方法、照射体积、总剂量、分割次数及总治疗时间不同而异。放射治疗过程中或结束后许多患者会出现不同程度的骨髓抑制、阴道粘连和狭窄、肠道及尿道反应等毒副反应,为保证患者的生活质量,防止阴道狭窄和粘连,通常让患者放射治疗后坚持阴道冲洗,并使用阴道扩张器及润滑剂。为防止产生粘连性肠梗阻、盆腔严重纤维化、放射性膀胱炎、放射性直肠炎、阴道直肠瘘等严重并发症,在靶区勾画及计划设计阶段要充分考虑个体差异,在保证靶区剂量充分的情况下尽可能减少危及器官剂量。

一、放射性直肠炎

多数发生在放射治疗结束后半年至 1 年内。按直肠病变程度分为 3 度,轻度:直肠镜检查可见直肠壁黏膜充血、水肿,临床检查无明显异常;中度:肠壁有明显增厚或溃疡;重度:肠管有明显狭窄,肠梗阻,肠穿孔,须手术治疗,或有直肠阴道瘘形成。一般轻、中度放射性直肠炎以保守治疗为主,给予消炎、止血及对症治疗,以及药物保留灌肠。

二、放射性膀胱炎

多发生在放射治疗结束后 1~6 年,临床出现时间较放射性直肠炎晚。大部分在 4 年内恢复,主要表现为尿急、尿频、尿血和排尿困难等症状。膀胱镜检查可见黏膜充血、水肿弹性减弱或消失,毛细血管扩张,有时可形成溃疡。可采用保守疗法,如消炎、止血及对症治疗,出血严重者可以进行膀胱镜下电灼止血。重度损害者,必要时可考虑手术治疗。

第十节　预　　后

研究表明,子宫颈癌复发及转移率与临床期别、病理类型、淋巴结转移情况等密切相关。宫颈鳞状细胞癌 5 年生存率分别为 Ⅰ 期 90%,Ⅱ 期 75%,Ⅲ 和 Ⅳ 期 10%~50%。就病理分型而言,宫颈腺癌远期效果不如宫颈鳞癌,其可能原因为早期症状与体征不明显,易发生漏诊和误诊而延误治疗,且腺癌对放射治疗不敏感,治疗效果较差。此外,病理或影像学证实盆腔及腹主动脉旁淋巴结转移阳性者较无淋巴结转移者预后更差。而且合并贫血、盆腔感染、输尿管梗阻等,都将影响患者的生存和预后。

参 考 文 献

[1] 李晔雄. 肿瘤放射治疗学. 5 版. 北京: 中国协和医科大学出版社, 2018.

[2] 陈万青, 郑荣寿, 张思维, 等. 2003—2007 年中国癌症发病分析. 中国肿瘤, 2012, 21 (3): 161-170.

[3] EIFEL P J, WINTER K, MORRIS M, et al. Pelvic irradiation with concurrent chemotherapy versus pelvic and para-aortic irradiation for high-risk cervical cancer: an update of radiation therapy oncology group trial (RTOG) 90-01. J Clin Oncol, 2004, 22 (5): 872-880.

[4] DUANE F K, LANGAN B, GILLHAM C, et al. Impact of delineation uncertainties on dose to organs at risk in CT-guided intracavitary brachytherapy. Brachytherapy, 2014, 13 (2): 210-218.

[5] HAACK S, PEDERSEN E M, JESPERSEN S N, et al. Apparent diffusion coefficients in GEC ESTRO target volumes for image guided adaptive brachytherapy of locally advanced cervical cancer. Acta Oncol, 2010, 49 (7): 978-983.

[6] 黄曼妮, 徐英杰, 吴令英, 等. 宫颈癌调强放射治疗靶区设计的临床研究. 癌症进展杂志, 2008, 6 (5): 523-527.

[7] HELLEBUST T P, KIRISITS C, BERGER D, et al. Recommendations from Gynaecological (GYN) GEC-ESTRO Working Group: considerations and pitfalls in commissioning and applicator reconstruction in 3D image-based treatment planning of cervix cancer brachytherapy. Radiother Oncol, 2010, 96 (2): 153-160.

[8] LIM K, SMALL W Jr, PORTELANCE L, et al. Consensus guidelines for delineation of clinical target volume for intensity-modulated pelvic radiotherapy for the definitive treatment of cervix cancer. Int J Radiat Oncol Biol Phys, 2011, 79 (2): 348-355.

[9] 黄曼妮, 李明辉, 安菊生, 等. 简化调强技术在宫颈癌外放疗中应用的剂量学研究. 中华放射肿瘤学杂志, 2009, 18 (3): 210-220.

[10] 程光惠, 施丹. ICRU 89 号报告解析之临床篇——宫颈癌自适应近距离放疗靶区勾画. 中华放射肿瘤学杂志, 2019, 28 (4): 250-270.

王铁君　郭杰　刘忠山

第二章

局部晚期子宫颈癌放射治疗

第一节 概　述

一、发病率

根据 2016 年国家癌症中心的数据统计,中国子宫颈癌年发病人数为 9.89 万例,子宫颈癌年死亡人数为 3.05 万例。

二、高危因素

性生活开始早、多个性伴侣、多产、吸烟、免疫抑制状态等。

三、临床表现

1. **阴道出血**　最常见,多为接触性出血。
2. **阴道分泌物增多。**
3. **压迫症状**

（1）疼痛:侵及宫旁可出现盆腔胀痛;侵及盆壁、压迫或侵犯神经干可出现腰骶疼痛及向下肢放射性疼痛;压迫或侵及输尿管可引起肾盂积水,出现腰部钝痛。

（2）水肿:压迫血管、淋巴管引起下肢和外阴水肿。

（3）压迫或侵及膀胱:尿频、血尿、排尿困难。

（4）压迫或侵及直肠:里急后重、黏液便,严重者可造成阴道直肠瘘。

4. **全身症状**　乏力、焦虑。
5. **转移症状**　与转移部位有关。

第二节　适应证和禁忌证

一、适应证

子宫颈癌 FIGO 2018 年分期中ⅠB3、ⅡA2、ⅡB、ⅢB、ⅢC1、ⅢC2、ⅣA 期均是局部晚期子宫颈癌放射治疗适应证。

二、禁忌证

放射治疗的禁忌证是相对的,但如有以下情况需要结合时间、经验、设备等综合考虑放射治疗:患者一般状态差,卡氏评分(Karnofsky Performance Scale, KPS)<70 分;合并重要器官严重功能不全;合并急性传染病;严重骨髓抑制;罹患精神疾病无法配合治疗;急性盆腔炎;严重感染等。

第三节　放射治疗前准备

结合患者病史、查体及相关检查对患者病情进行充分评估。

一、实验室检查

1. **常规检查**　血常规、尿常规、肝肾功能等。
2. **肿瘤标志物**　SCC、CA12-5、CA19-9、CEA 等。
3. **近距离治疗前检查**　凝血功能、感染性疾病筛查。
4. **宫颈 HPV 检测**。

二、影像学检查

1. **盆腔 MRI**　确定宫颈病变大小、侵犯范围以及盆腔淋巴结转移与否。
2. **CT**　腹盆腔 CT 增强扫描利于判断腹盆腔淋巴结转移与否,发现肾盂输尿管积水情况;胸部 CT 利于判断是否有肺转移、纵隔淋巴结转移。
3. **PET/CT**　可对全身肿瘤状况进行评估,可早期发现无症状的盆腔和腹主动脉旁转移淋巴结情况，以及其他远处转移。

4. 肾图　了解是否有输尿管梗阻及肾功能情况，用于化疗前评估。

5. 胸部 X 线及腹盆部超声。

6. 内镜　疑似膀胱受累者可行膀胱镜明确，疑似直肠受累者可行肠镜明确。

7. 其他　根据病情选择需要的检查，如静脉肾盂造影、钡灌肠等。

三、妇科查体

妇科查体是子宫颈癌分期的基础，需要两位从事妇科肿瘤的专家进行查体，描述宫颈肿瘤的位置、形态、大小，阴道受累情况，子宫的大小及位置，三合诊判断宫旁受累情况（单/双侧、增厚情况及程度、子宫活动度），并在初治时与近距离治疗前记录，如图 2-1 所示。

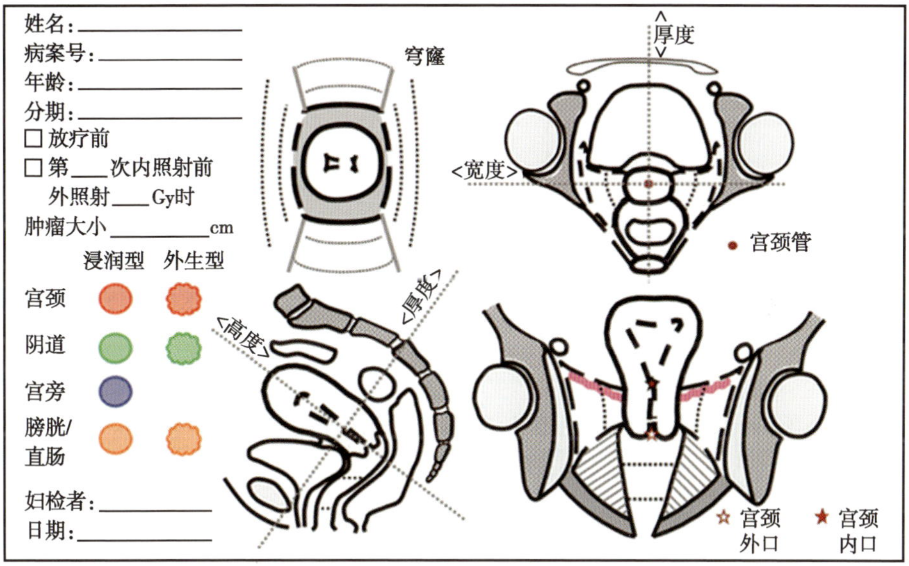

图 2-1　初治时与近距离治疗前妇科查体记录表

四、病理检查

病理检查包括宫颈活检、宫颈管搔刮术、宫颈锥切术等。

第四节　技 术 流 程

　　局部晚期子宫颈癌需要外照射联合近距离治疗才可根治。近距离治疗多在外照射后期或全部完成后开始，与外照射不可在同一天进行，若在外照射后期插入可每周1次，若在外照射结束后开始可每周1~2次。本节将分别介绍其技术流程。

一、外照射技术流程

　　外照射技术流程，如图2-2所示。

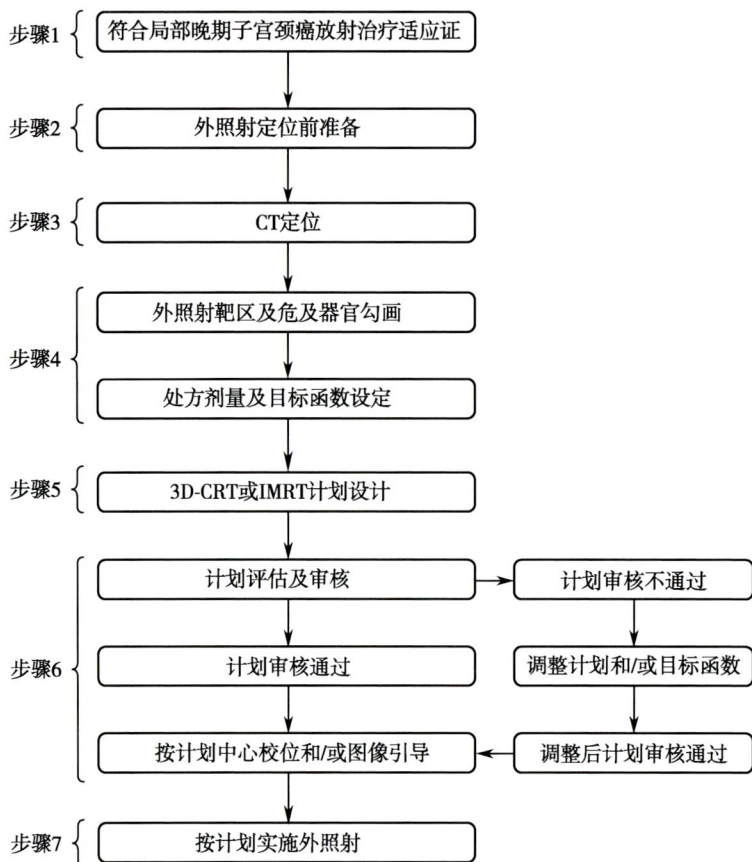

图 2-2　外照射技术流程

二、二维近距离治疗技术流程

二维近距离治疗技术流程,如图 2-3 所示。

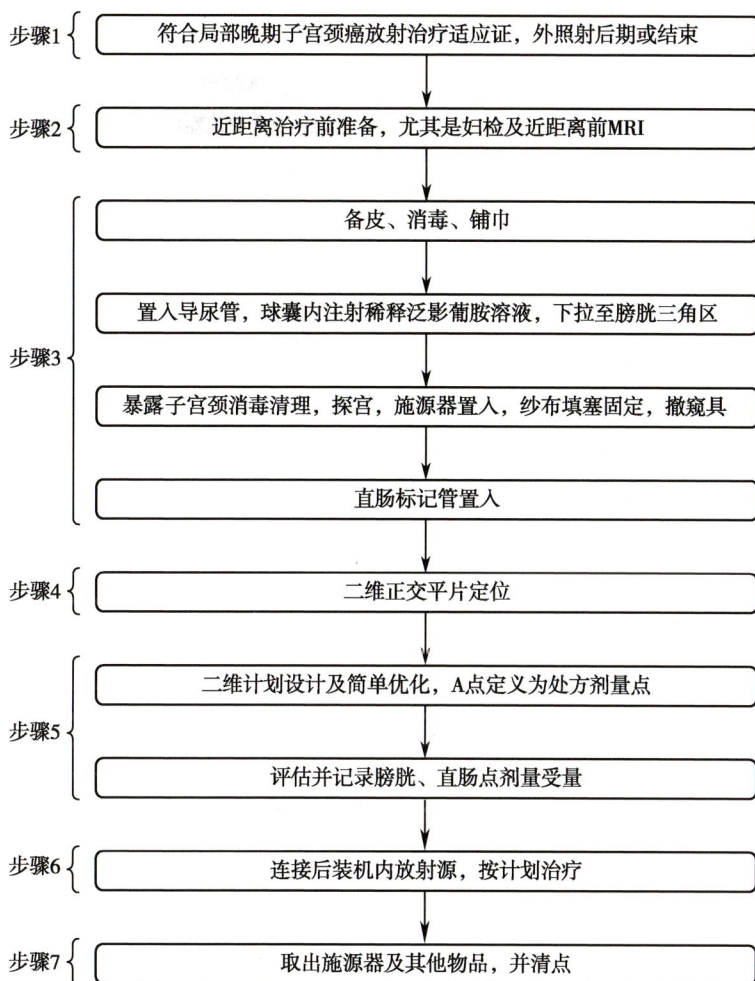

步骤1 { 符合局部晚期子宫颈癌放射治疗适应证,外照射后期或结束

步骤2 { 近距离治疗前准备,尤其是妇检及近距离前MRI

步骤3 {
备皮、消毒、铺巾

置入导尿管,球囊内注射稀释泛影葡胺溶液,下拉至膀胱三角区

暴露子宫颈消毒清理,探宫,施源器置入,纱布填塞固定,撤窥具

直肠标记管置入

步骤4 { 二维正交平片定位

步骤5 {
二维计划设计及简单优化,A点定义为处方剂量点

评估并记录膀胱、直肠点剂量受量

步骤6 { 连接后装机内放射源,按计划治疗

步骤7 { 取出施源器及其他物品,并清点

图 2-3　二维近距离治疗技术流程

三、三维近距离治疗技术流程

三维近距离治疗技术流程,如图 2-4 所示。

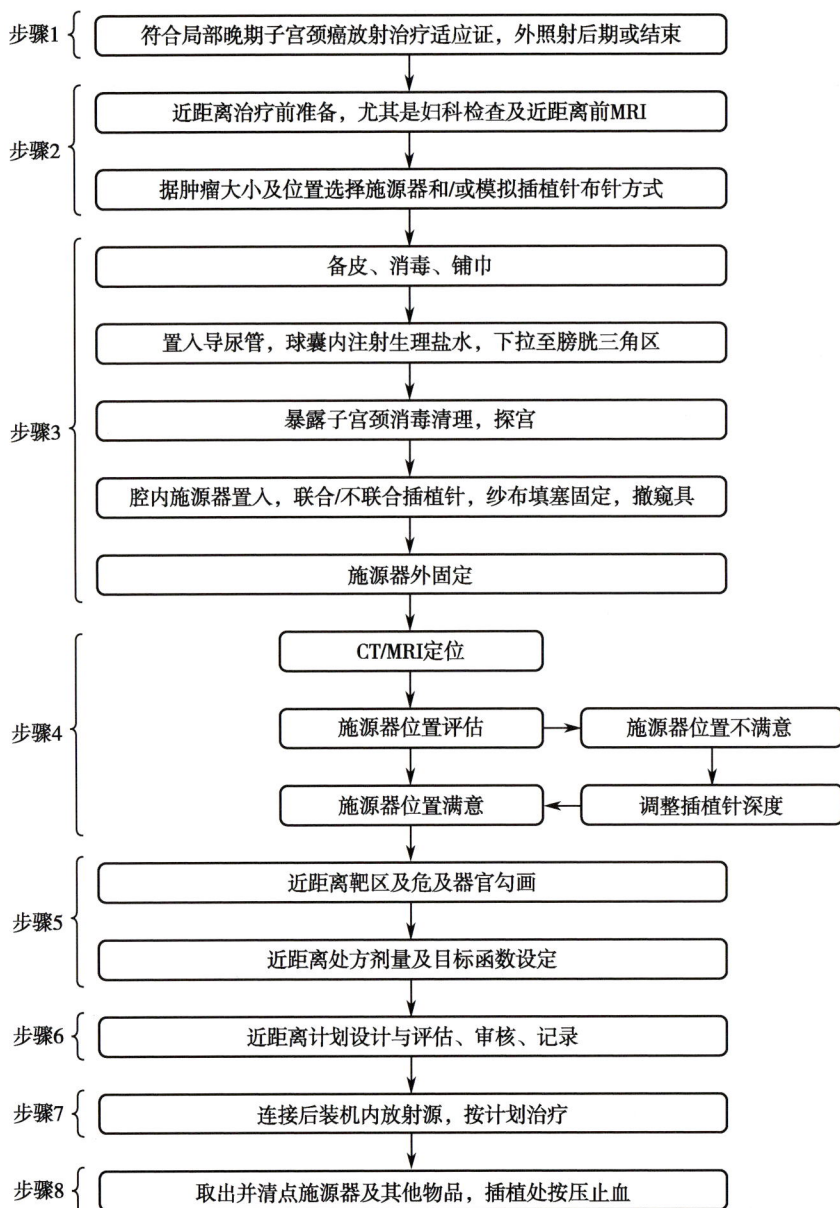

步骤1 { 符合局部晚期子宫颈癌放射治疗适应证,外照射后期或结束

步骤2 {
近距离治疗前准备,尤其是妇科检查及近距离前MRI

据肿瘤大小及位置选择施源器和/或模拟插植针布针方式

步骤3 {
备皮、消毒、铺巾

置入导尿管,球囊内注射生理盐水,下拉至膀胱三角区

暴露子宫颈消毒清理,探宫

腔内施源器置入,联合/不联合插植针,纱布填塞固定,撤窥具

施源器外固定

步骤4 {
CT/MRI定位

施源器位置评估 → 施源器位置不满意

施源器位置满意 ← 调整插植针深度

步骤5 {
近距离靶区及危及器官勾画

近距离处方剂量及目标函数设定

步骤6 { 近距离计划设计与评估、审核、记录

步骤7 { 连接后装机内放射源,按计划治疗

步骤8 { 取出并清点施源器及其他物品,插植处按压止血

图 2-4 三维近距离治疗技术流程

第五节　外　照　射

一、定位

1. 定位前准备　患者定位前应排空直肠,适当充盈膀胱,显影小肠。腹膜后延伸野放射治疗者酌情空腹。建议行 CT 增强扫描定位患者空腹。根据经验安排患者喝水憋尿。可推荐提前 1.5~2 小时口服稀释的复方泛影葡胺溶液(200~300mL 水中加入 10mL60% 的复方泛影葡胺溶液)使小肠显影。

2. 体位固定　采用真空垫或热塑体膜进行体位固定。患者通常仰卧位,双上肢上举,双腿并拢平放。部分患者因躲避肠管需要可行俯卧位定位。扫描时阴道内放置 X 线不能穿透的标记物。

3. CT 扫描　建议行 CT 增强扫描,过敏或严重肾功能不全者除外。扫描范围:上界为第 10 胸椎上缘,下界为坐骨结节下 5cm。通常层厚 5mm。

二、靶区勾画

局部晚期子宫颈癌外照射靶区勾画参考放射治疗肿瘤学协作组(Radiation Therapy Oncology Group,RTOG)子宫颈癌靶区勾画共识。

1. 盆腔放射治疗靶区图示,如图 2-5 和图 2-6 所示。

■ CTV1:宫颈、宫体。

■ CTV2:宫旁、附件、部分阴道。

■ CTV3:盆腔淋巴引流区。

■ GTVnd:盆腔转移淋巴结。

■ PTV:CTV1 外放 15mm,CTV2 向前后左右方向外放 6mm,向头脚方向外放 8mm 融合形成。

■ PGTVnd:GTVnd 外放 5mm 形成。

■ 膀胱;■ 直肠;■ 乙状结肠;■ 小肠;■ 髂骨;■ 左股骨头;■ 右股骨头。

2. 延伸野放射治疗靶区图示,如图 2-7 和图 2-8 所示。

■ CTV1:宫颈、宫体。

■ CTV2:宫旁、附件、部分阴道。

■ CTV3:盆腔淋巴引流区。

■ CTV4:腹主动脉旁淋巴引流区。

■ GTVnd:盆腔转移淋巴结。

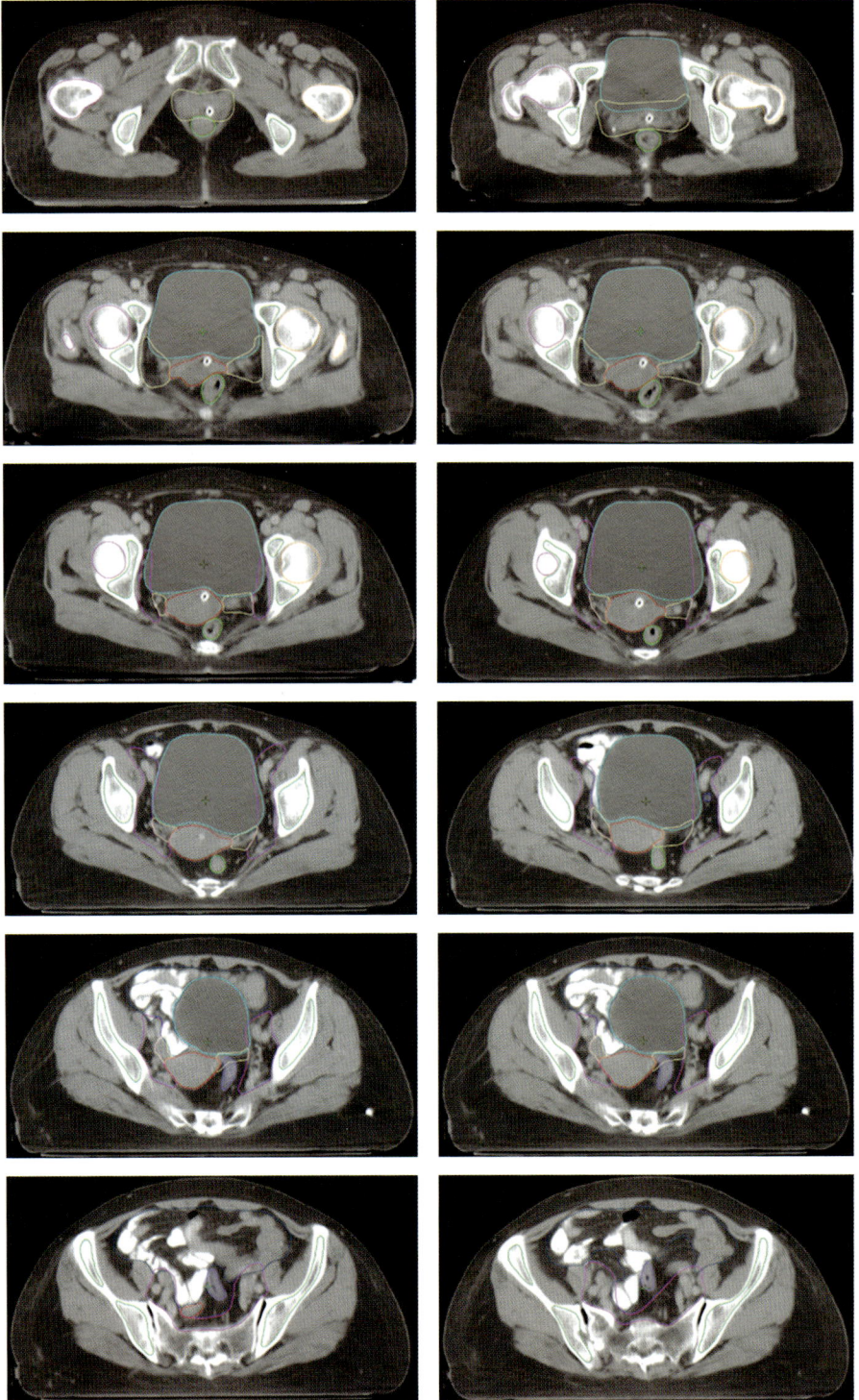

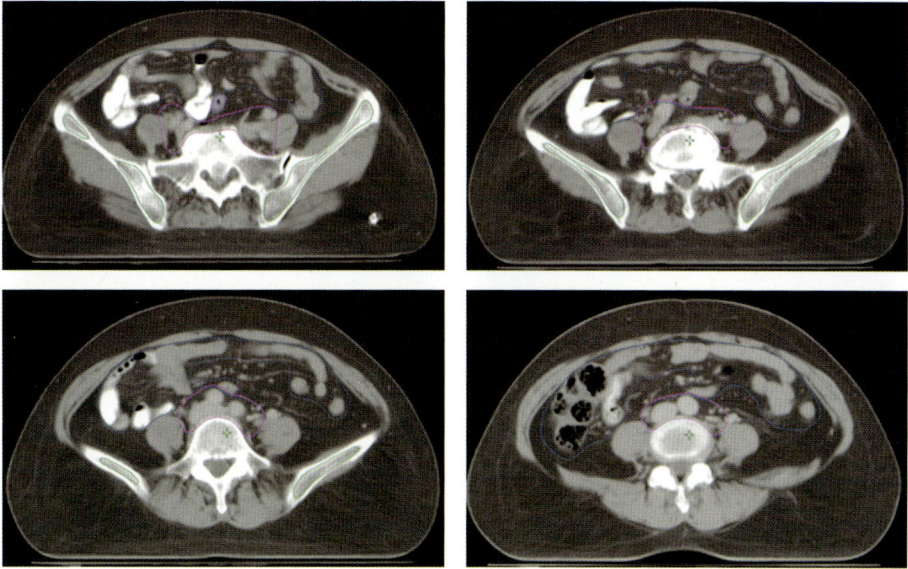

图 2-5 放射治疗靶区勾画图示

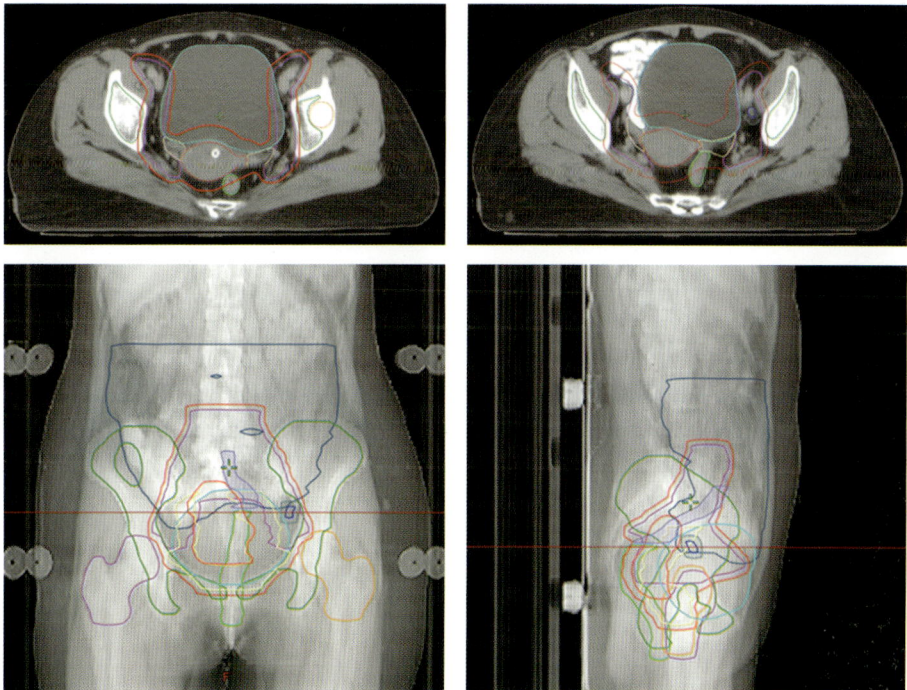

图 2-6 CTV 和 PTV 典型层面图示

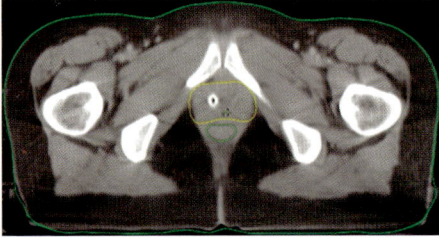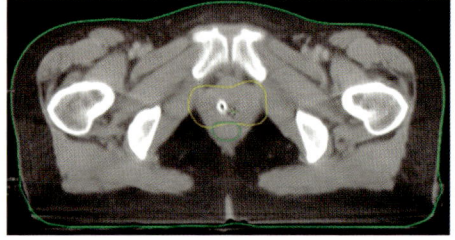

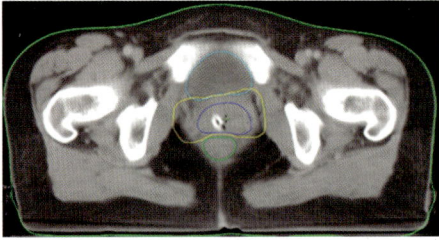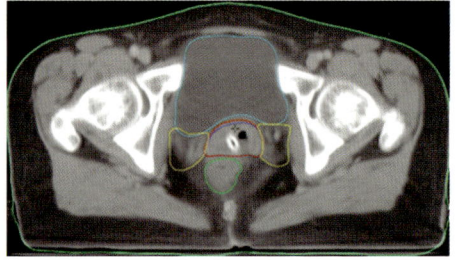

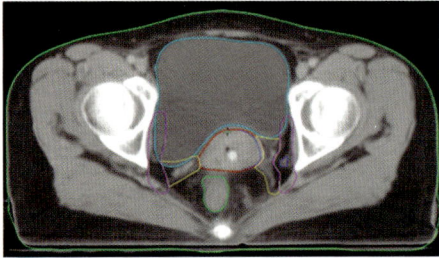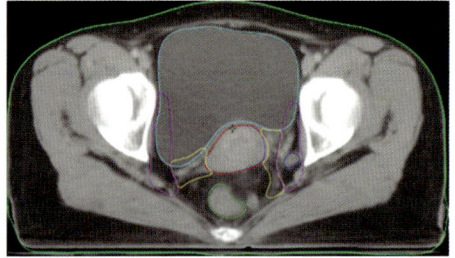

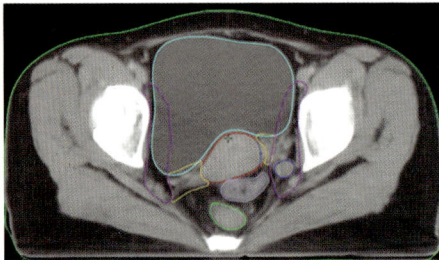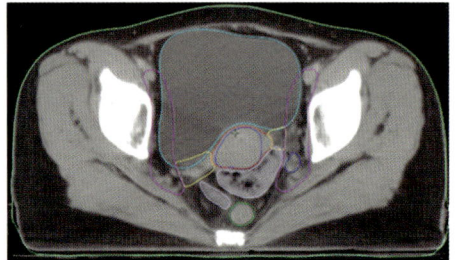

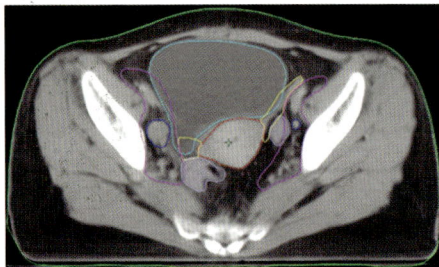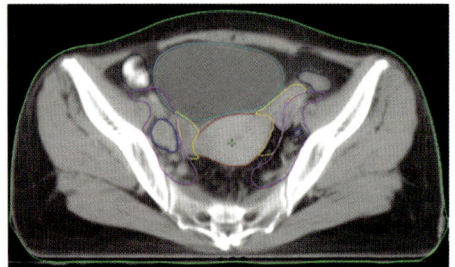

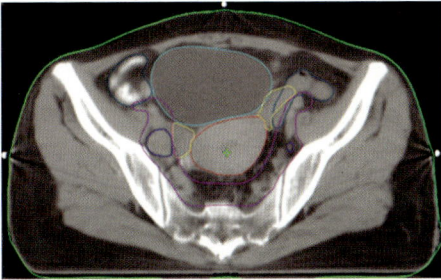
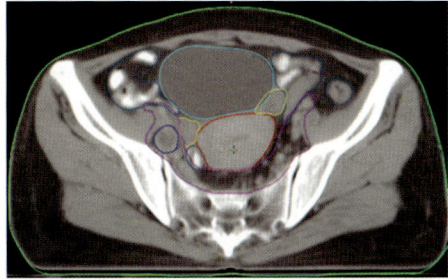

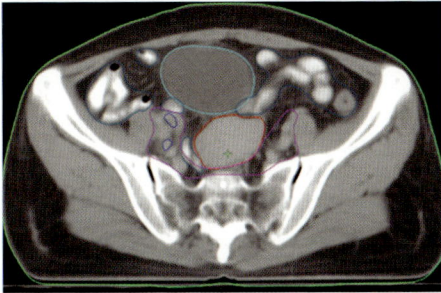
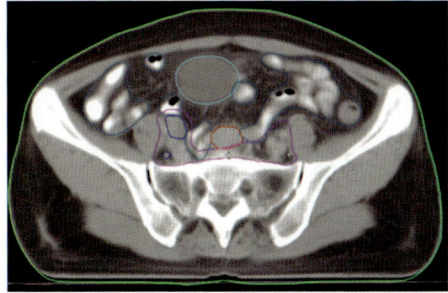

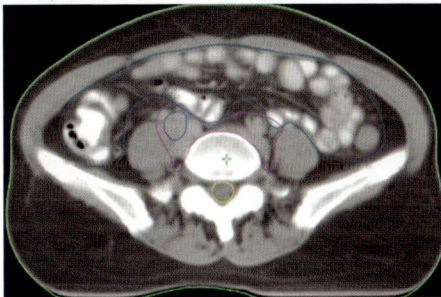
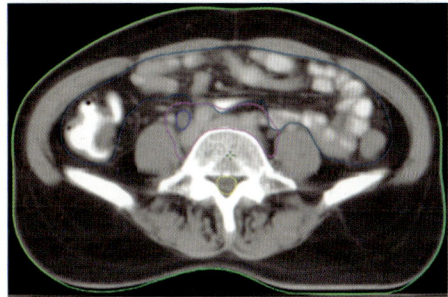

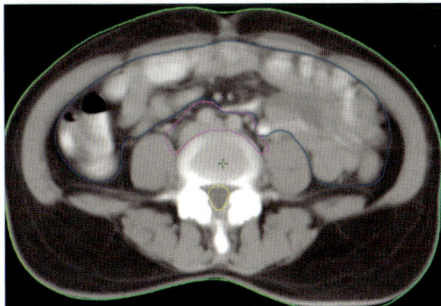
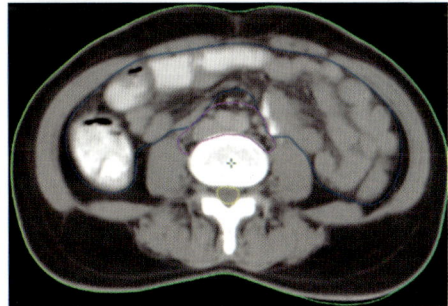

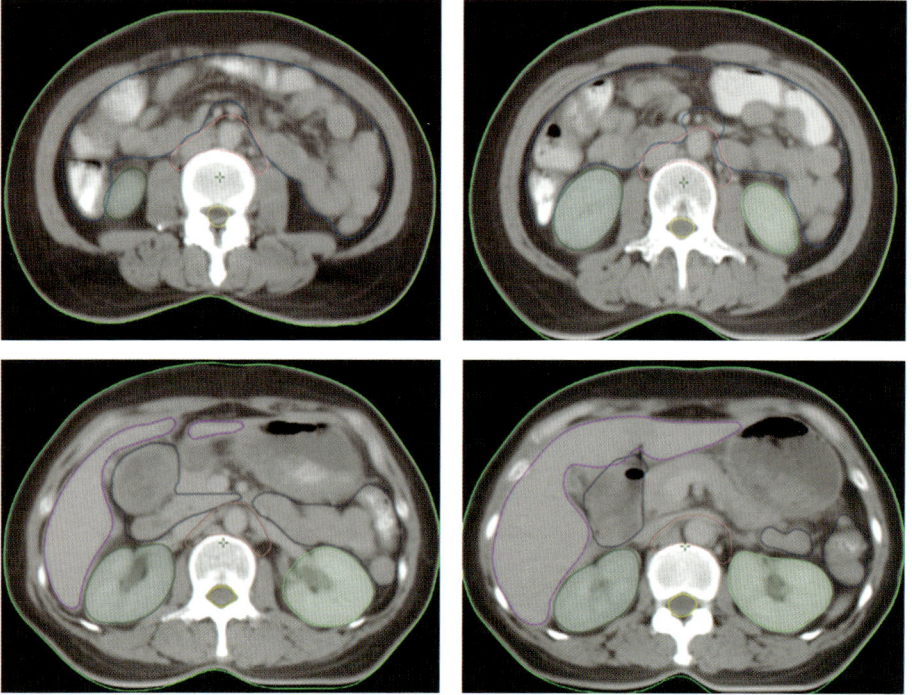

图 2-7 延伸野放射治疗靶区图示

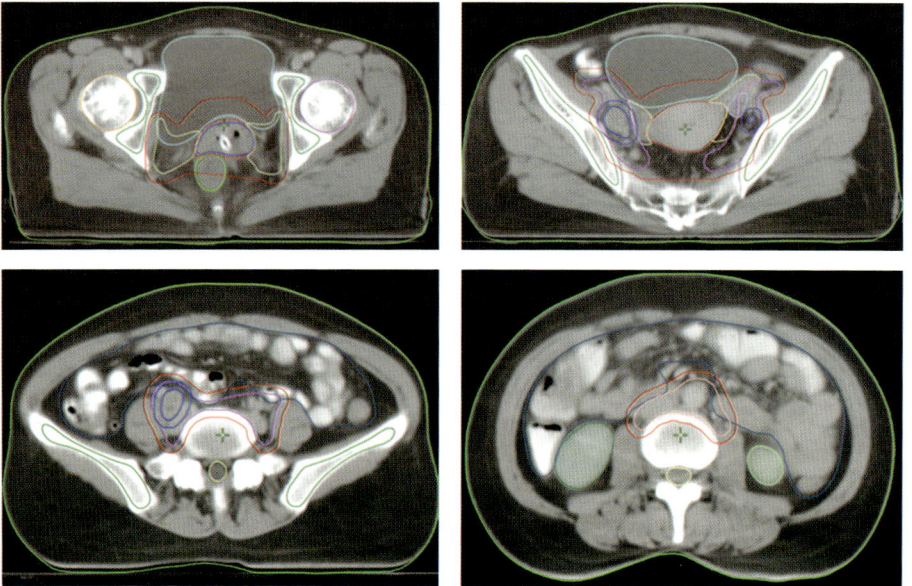

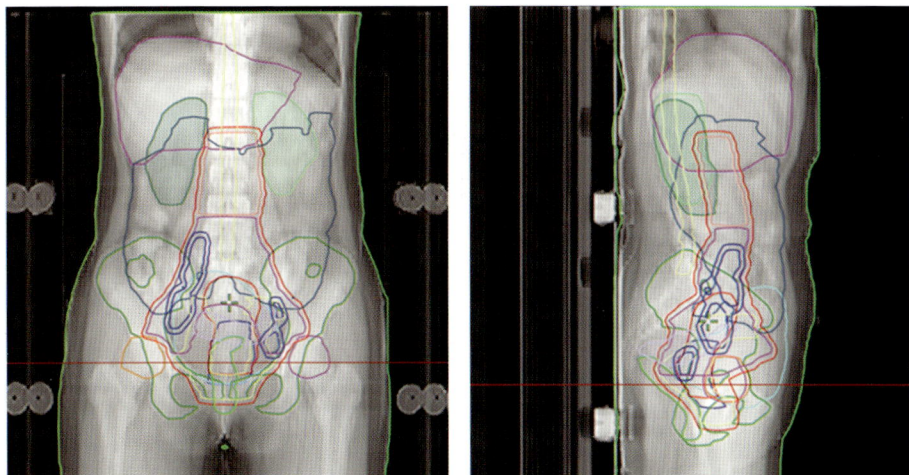

图 2-8　CTV 和 PTV 典型层面图示

■ PTV：CTV1 外放 15mm，CTV2 向前后左右方向外放 6mm，向头脚方向外放 8mm 融合形成。

■ PGTVnd：GTVnd 外放 5mm 形成。

■ 膀胱；■ 直肠；■ 乙状结肠；■ 小肠；■ 髂骨；■ 左股骨头；■ 右股骨头；■ 左肾；■ 右肾；■ 肝脏。

三、照射技术与剂量分割模式

目前通常采用调强放射治疗。

1. PTV　45~50.4Gy/25~28 次，1.8Gy/ 次，每周 5 次。

2. PGTVnd　56~60Gy，可据转移淋巴结大小酌情调整剂量，可同步加量也可后续补量。

3. 外照射危及器官剂量限值，如表 2-1 所示。

表 2-1　危及器官剂量限值

危及器官	照射体积	范围
直肠	$V_{40~45}$	<50%
膀胱	$V_{40~45}$	<50%
股骨头	V_{45}	<5%
结肠	V_{30}	<50%
	V_{15}	<90%
脊髓	$V_{30~35}$	$<0.1_{cm^3}$
肾脏	V_{20}	<33%

续表

危及器官	照射体积	范围
肝脏	V_{20}	<33%
胃	V_{20}	<50%
小肠	V_{20}	<40%
	V_{54}	<2$_{cm^3}$

注：V_{15}、V_{20}、V_{30}、V_{30-35}、V_{40-45}、V_{45}、V_{54}，分别为接受 15Gy、20Gy、30Gy、30~35Gy、40~45Gy、45Gy、54Gy 剂量的体积。

第六节　近距离治疗

一、近距离治疗前准备

患者定位前应排空直肠,据宫颈、宫体与膀胱、小肠位置关系酌情考虑轻度充盈膀胱或膀胱持续排空。酌情提前 1.5~2 小时口服稀释的复方泛影葡胺溶液进行小肠造影。

二、二维近距离治疗

1. **定位与扫描条件**　仰卧位,常规模拟定位机摄取 0° 与 90°,或 45° 与 315°等中心正交 X 线片,定位图像要包全施源器及膀胱、直肠标记点,以宫腔管上宫颈外口标记物为中心,并记录定位片的放大倍数用于计划设计。

2. **二维近距离治疗剂量与分割模式**

（1）A 点剂量:高剂量率为 6Gy × 5 次或 7Gy × 4 次,每周 1~2 次。

（2）下 1/2 阴道受累者还需加圆筒施源器照射阴道。

（3）ⅢB 期宫旁受累达盆壁,建议进行二维近距离治疗联合外照射宫旁补量,或改用三维腔内联合插植近距离治疗,若无三维近距离设备也可考虑转诊至有条件的医院进行治疗。

3. **危及器官剂量限值**　膀胱和直肠参考点剂量≤A 点剂量的 60%~70%,最高不能超过 80%,超量者可考虑减少驻留点或降低处方剂量。因宫底常与小肠相邻,故警惕宫底点剂量过高。

三、三维近距离治疗

1. **定位与扫描条件**　仰卧、双腿伸直体位,进行 CT 或 MRI 定位扫描。

扫描上界：髂嵴（或子宫底上 3cm）；扫描下界：坐骨结节，层厚 3mm。

2. **靶区**　三维腔内近距离治疗靶区勾画主要参考国际放射单位和测量委员会（The International Commission on Radiation Units and Measurements，ICRU）89 号报告、日本放射治疗协会妇科肿瘤工作组（The Working Group of the Gynecological Tumor Committee of the Japanese Radiation Oncology Study Group，JROSG）子宫颈癌 CT 引导三维近距离治疗共识、子宫颈癌图像引导三维近距离后装治疗中国专家共识。三维腔内近距离治疗靶区图示，如图 2-9 和图 2-10 所示。

■ GTV；■ HR-CTV；■ IR-CTV；■ 膀胱；■ 直肠；■ 乙状结肠；■ 小肠。

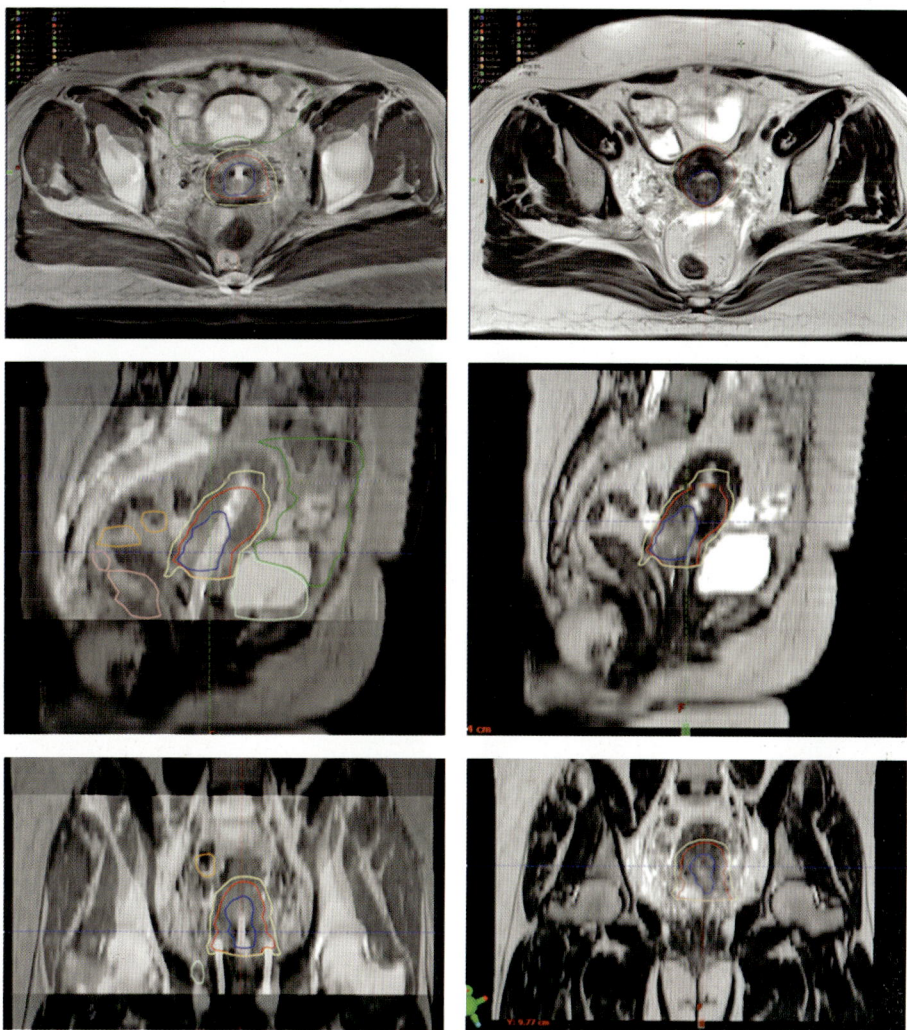

图 2-9　三维近距离治疗 CT 与 MRI 图像融合

施源器置入后的 CT 与近距离治疗前的 MRI 融合，指导近距离靶区勾画。

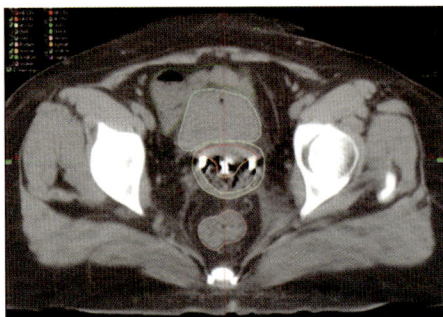
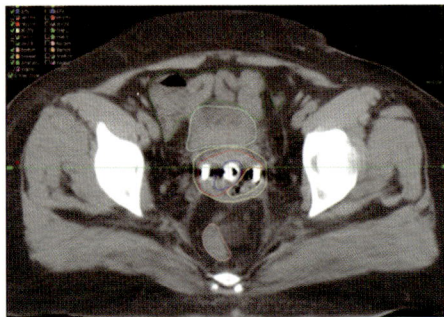
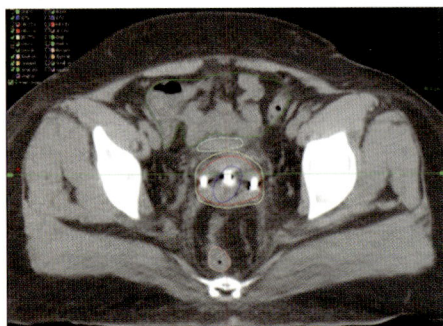
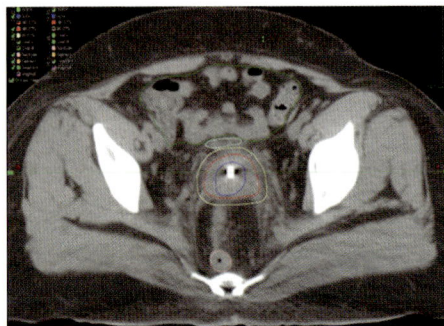
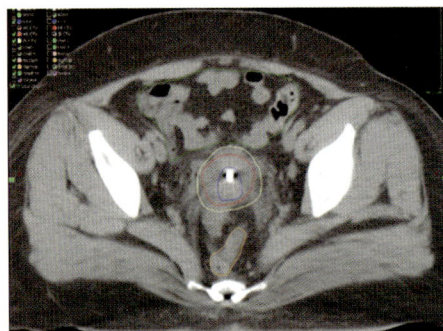
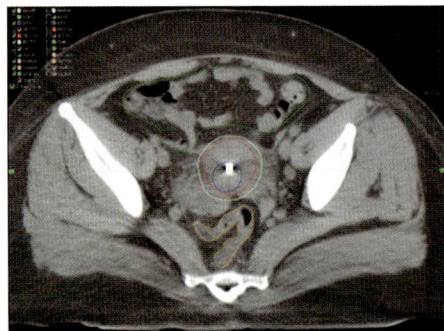
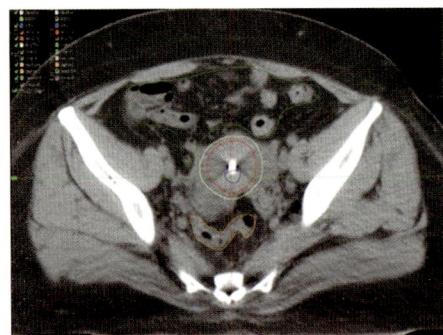
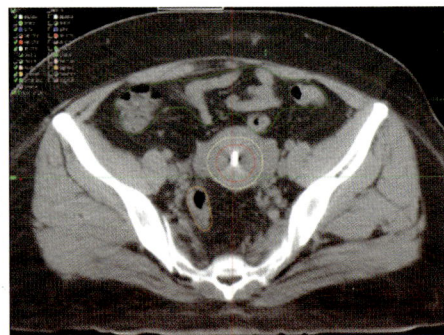

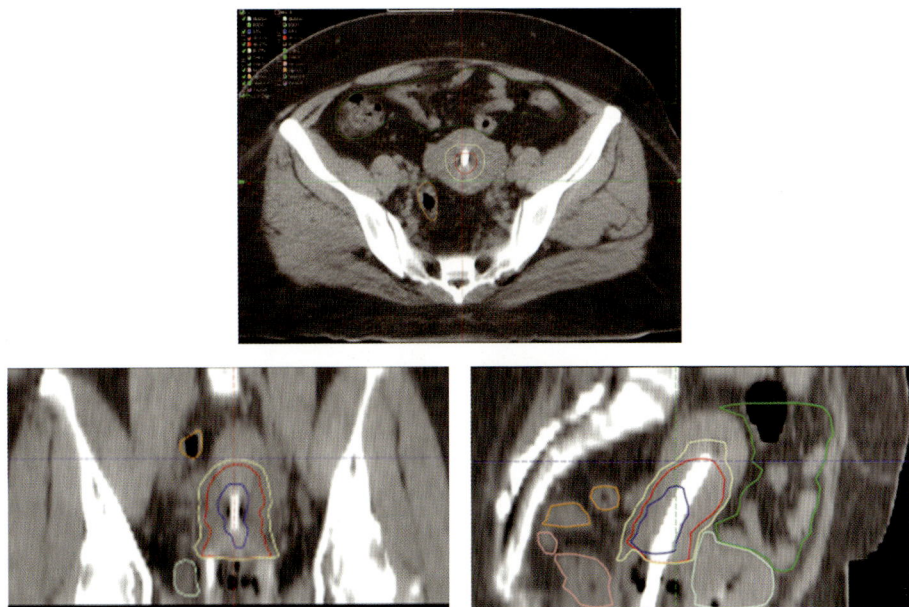

图 2-10 三维腔内近距离靶区勾画图示

3. 剂量与分割模式

（1）HR-CTV：以 MRI 定位为基础的近距离治疗，根据 HR-CTV 体积大小确定处方剂量，推荐：30_{cm^3} HR-CTV，D_{90}（EQD_2）≥75Gy；50_{cm^3} HR-CTV，D_{90}（EQD_2）≥85Gy；70_{cm^3} HR-CTV，D_{90}（EQD_2）≥95Gy。同时需要考虑临床高危因素。对于以 CT 定位图像为基础的近距离治疗，按照以上标准，或者在危及器官剂量满足限量要求的情况下酌情增加 HR-CTV 的 D_{90} 剂量。上述剂量为内外放射治疗依据 EQD_2 公式（$EQD_{2总}=n_{外}\cdot d_{外}\cdot\dfrac{d_{外}+\alpha/\beta}{2+\alpha/\beta}+n_{内}\cdot d_{内}\cdot\dfrac{d_{内}+\alpha/\beta}{2+\alpha/\beta}$，肿瘤组织 $\alpha/\beta=10$，正常组织 $\alpha/\beta=3$）换算叠加所得，HR-CTV 剂量分割通常推荐 6Gy×5 次或 7Gy×4 次，每周 1~2 次。

（2）IR-CTV：处方剂量 D_{90}（EQD_2）需大于 60~65Gy，D_{98}（EQD_2）的期望剂量为 60Gy，不作为强制要求。

（3）危及器官剂量限值：直肠 D_{2cm^3}≤65~75Gy；乙状结肠 D_{2cm^3}≤70~75Gy；膀胱 D_{2cm^3}≤80~90Gy。

第七节　注意事项

一、同步放化疗

以顺铂为基础的同步放化疗使子宫颈癌患者死亡风险降低了 30%~50%，提高了总生存时间和无疾病进展生存时间，是局部晚期子宫颈癌的标准治疗模式。放射治疗期间完成≥5 次以上的同步顺铂（40mg/m²）周疗将减少远处转移率。但在同步放化疗过程中也要关注患者的耐受情况，积极处理毒副反应，进行对症支持治疗，使放射治疗在 8 周内完成。

二、毒副反应及处理

子宫颈癌放射治疗引起的毒副反应分为近期反应和远期反应，以直肠、膀胱反应最明显。放疗反应是放射治疗中不可避免的，但要避免造成放射损伤。

1. **近期反应**　放射治疗中或放射治疗后 3 个月内的反应。

（1）全身反应：乏力、食欲缺乏、恶心，个别患者有呕吐。白细胞、血小板轻度下降。合并化疗者全身反应较重。反应程度与年龄、全身情况等因素有关。一般对症处理后，可继续进行放射治疗。

（2）直肠反应：多发生在放射治疗开始 2 周后，几乎所有的患者都会有不同程度的反应。主要表现为里急后重、腹泻、黏液便、大便疼痛、便血，合并痔疮者反应更严重。可嘱患者食用高蛋白、高维生素、易消化的食物。用止泻药物进行对症治疗，严重者可暂停放射治疗。

（3）膀胱反应：多发生在放射治疗开始 3 周后，表现为尿频、尿急、尿痛，部分患者可有血尿。抗炎、止血治疗后可好转。严重者需要暂停放射治疗。

（4）近距离治疗相关反应：操作过程中可出现出血、疼痛，通常程度轻，若出血较多可用止血药物或纱布填塞。子宫穿孔、宫腔感染发生率低，为进一步减少其发生率及减少由此导致的肠瘘、肠炎的发生率，建议操作前进行妇科检查、阅读影像资料，对疑似穿孔者行超声、CT 检查，拔除施源器或减少驻留位置、降低剂量治疗。

2. **远期并发症**　合并糖尿病、高血压或有盆腔疾病手术史，都可能使远期并发症的发生率增加。

（1）放射性直肠炎、乙状结肠炎：常发生在放射治疗后半年至 1 年，主要症状为腹泻、黏液便、里急后重、便血，有时便秘。少数可出现直肠狭窄，严重者可导致直肠阴道瘘。处理方式主要是对症治疗,加用维生素 C、维生素 E、维生素 A,可用止血药物、激素、抗生素保留灌肠治疗。也可用中药治疗,以清热解毒、消炎止痛、收敛止血、益气为主。若出现直肠狭窄、梗阻、瘘管、穿孔,则考虑手术治疗。

（2）放射性膀胱炎:多发生在放射治疗后 1 年,主要表现为尿频、尿急、尿痛、血尿,严重者可出现膀胱阴道瘘。以保守治疗为主（抗炎、止血）,用药物进行膀胱灌注,严重者进行手术治疗。

（3）放射性小肠炎:任何原因导致腹部、盆腔内小肠固定都可加重小肠的放射损伤,表现为稀便、大便次数增加、黏液便、腹痛,严重者可出现小肠穿孔、梗阻,需要手术治疗。

（4）盆腔纤维化:大剂量全盆腔照射后可能引起盆腔纤维化,严重者继发输尿管梗阻及淋巴管阻塞,导致肾积水、肾功能障碍、下肢水肿,可用活血化瘀的中药进行治疗。输尿管狭窄、梗阻者需要进行手术治疗。

（5）阴道狭窄:建议放射治疗后行阴道冲洗半年,2~3 天冲洗 1 次,必要时使用阴道模具。建议放射治疗 3 个月后可开始性生活。

第八节　预　　后

放射治疗后 2 年内,每 3~6 个月随访 1 次,便于了解患者的治疗效果和放射治疗反应。常规妇科检查包括血常规、尿常规、肝肾功能、肿瘤标志物、腹盆腔超声或 CT、胸部 X 线片等。放射治疗后 3~5 年,每 6~12 个月随访 1 次,检查项目同前。

多项研究表明,早期子宫颈癌,5 年生存率达 80%~90% 以上,ⅡB 期可达 60%~80% 以上,Ⅲ期可达 40%~60%,即使ⅣA 期局部控制率也能达 30%。随着三维近距离治疗的开展,晚期局部子宫颈癌放射治疗后的 3 年局部控制率可达 90% 以上。吉林大学中日联谊医院、吉林大学第二医院采用腔内联合组织间插植治疗残留肿瘤直径大于 5cm 的子宫颈癌患者,在获得更高的 HR-CTV D_{90} 的同时更好地保护了危及器官。北京协和医院 1 433 例调强放射治疗联合 CT 引导的腔内放射治疗的 3 年总生存率、无病生存率和局部控制率分别为 83.0%、75.0% 和 87.4%。空军军医大学西京医院外照射联合三维近距离治疗的 5 年局部控制率为 89.3%、5 年总生存率为 79.9%,3 级晚期直肠并发症（RTOG）为 3%。中山大学肿瘤防治中心报告的局部晚期子宫颈癌 3 年局部控制率为 86.96%。

参 考 文 献

［1］ASSENHOLT M S, PETERSEN J B, NIELSEN S K, et al. A dose planning study on applicator guided stereotactic IMRT boost in combination with 3D MRI based brachytherapy in locally advanced cervical cancer Acta Oncol, 2008, 47（7）: 1337-1343.

［2］OHNO T, WAKATSUKI M, TOITA T, et al. Recommendations for high-risk clinical target volume definition with computed tomography for three-dimensional image-guided brachytherapy in cervical cancer patients. J of Radia Research, 2017, 58（3）: 341-350.

［3］SMALL W, MELL LK, ANDERSON P, et al. Consensus guidelines for delineation of clinical target volume for intensity-modulated pelvic radiotherapy in postoperative treatment of endometrial and cervical cancer. Int J Radiat Oncol Biol Phys, 2008, 71（2）: 428-434.

［4］LIM KAREN, SMALL WILLIAM, PORTELANCE L, et al. Consensus guidelines for delineation of clinical target volume for intensity-modulated pelvic radiotherapy for the definitive treatment of cervical cancer. Int J Radiat Oncol Biol Phys, 2011, 79（2）: 348-355.

［5］ICRU, GEC-ESTRO. ICRU Report 89, Prescribing, recording, and reporting brachytherapy for caner of the cervix. J ICRU, 2016, 13（12）: 1-258.

［6］中华医学会放射肿瘤治疗分会近距离治疗学组,中国医师协会放射肿瘤分会妇科肿瘤学组,中国抗癌协会近距离治疗专委会.宫颈癌图像引导三维近距离后装治疗中国专家共识.中华放射肿瘤学杂志, 2020, 29（9）: 712-717.

［7］中华医学会放射肿瘤治疗分会近距离治疗学组,中国医师协会放射肿瘤分会妇科肿瘤学组,中国抗癌协会近距离治疗专委会.宫颈癌近距离腔内放疗二维治疗技术规范中国专家共识.中华放射肿瘤学杂志, 2020, 29（9）: 718-720.

［8］SUBIR N, BETH E, THOMADSEN B, et al. The American Brachytherapy Society recommendations for high-dose-rate brachytherapy for carcinoma of the cervix. Int J Radiat Oncol Biol Phys, 2000, 48（1）: 201-211.

［9］VISWANATHAN A N, THOMADSEN B, BERWALS, et al. American Brachytherapy Society consensus guidelines for locally advanced carcinoma of the cervix. Part I: General principles. Brachytherapy, 2012, 11（1）: 33-46.

［10］AKILA N V, SUSHIL B, DEMANES D J, et al. American Brachytherapy Society consensus guidelines for locally advanced carcinoma of the cervix. Part II: High-dose-rate brachytherapy. Brachytherapy, 2012, 11（1）: 47-52.

［11］TANDERUP K, FOKDAL L U, STURDZA A, et al. Effect of tumor dose, volume and overall treatment time on local control after radiotherapy including MRI guided brachytherapy of locally advanced cervical cancer. Radiother Oncol, 2016, 120（3）: 441-446.

［12］KIM Y, KIM Y J, KIM J Y, et al. Toxicities and dose-volume histogram parameters of MRI-based brachytherapy for cervical cancer. Brachytherapy, 2017, 16（1）: 116-125.

［13］PEREZ C A, GRIGSBY P W, LOCKETT M A, et al. Radiation therapy morbidity in carcinoma of the uterine cervix: dosimetric and clinical correlation. Int J Radiat Oncol Biol

Phys, 1999, 44（4）: 855-866.

[14] ROSE P G, BUNDY B N, WATKINS E B, et al. Concurrent cisplatin-based radiotherapy and chemotherapy for locally advanced cervical cancer. N Engl J Med, 1999, 340（15）: 1144-1153.

[15] SCHMID M P, FRANCKENA M, KIRCHHEINER K, et al. Distant metastasis in patients with cervical cancer after primary radiotherapy with or without chemotherapy and image guided adaptive brachytherapy. Gynecol Oncol, 2014, 133（2）: 256-262.

[16] PETEREIT D G, SARKARIA J N, CHAPPELL R, et al. The adverse effect of treatment prolongation in cervical carcinoma. Int J Radiat Oncol Biol Phys, 1995, 32（5）: 1301-1307.

[17] LANCIANO R M, PAJAK T F, Martz K, et al. The influence of treatment time on outcome for squamous cell cancer of the uterine cervix treated with radiation: a Patterns-of-Care study [J]. Int J Radiat Oncol Biol Phys, 1993, 25（3）: 391-397.

[18] NARAYAN K, VAN DYK S, BERNSHAW D, et al. Ultrasound guided conformal brachytherapy of cervix cancer: survival, patterns of failure, and late complications. J Gynecol Oncol, 2014, 25（3）: 206-213.

[19] PÖTTER R, GEORG P, DIMOPOULOS J C, et al. Clinical outcome of protocol based image （MRI）guided adaptive brachytherapy combined with 3D conformal radiotherapy with or without chemotherapy in patients with locally advanced cervical cancer. Radiotherapy and Oncology, 2011, 100（1）: 116-123.

[20] CHARRA-BRUNAUD C, HARTER V, DELANNES M, et al. Impact of 3D image-based PDR brachytherapy on outcome of patients treated for cervix carcinoma in France: Results of the French STIC prospective study. Radiotherapy and Oncology, 2012, 103（3）: 305-313.

[21] KANG H C, SHIN K H, PARK S Y, et al.3D CT-based high-dose-rate brachytherapy for cervical cancer: Clinical impact on late rectal bleeding and local control. Radiotherapy & Oncology Journal of the European Society for Therapeutic Radiology & Oncology, 2010, 97 （3）: 507-513.

[22] KHAROFA J, MORROW N, KELLY T, et al.3-T MRI-based adaptive brachytherapy for cervix cancer: Treatment technique and initial clinical outcomes. Brachytherapy, 2014, 13 （4）: 319-325.

[23] MAHANTSHETTY U, SWAMIDAS J, KHANNA N, et al. Reporting and Validation of Gynaecological Groupe Euopeen de Curietherapie European Society for Therapeutic Radiology and Oncology（ESTRO）Brachytherapy Recommendations for MR Image-Based Dose Volume Parameters and Clinical Outcome With High Dose-Rate Brachytherapy in Cervical Cancers. International Journal of Gynecological Cancer, 2011, 21（6）: 1110-1116.

[24] TAN L T, COLES C E, HART C, et al. Clinical impact of computed tomography-based image-guided brachytherapy for cervix cancer using the tandem-ring applicator−the Addenbrooke's experience. Clin Oncol（R Coll Radiol）, 2009, 21（3）: 175-182.

［25］GILL B S, HAYEON K, HOUSER C J, et al. MRI-Guided High-Dose-Rate Intracavitary Brachytherapy for Treatment of Cervical Cancer: The University of Pittsburgh Experience. Int J Radiat Oncol Biol Phys, 2015, 91 (3): 540-547.

［26］张宁, 赵志鹏, 程光惠, 等 . 局部晚期宫颈癌腔内联合组织间插植 3D-IGBT 的剂量学研究 . 中华放射肿瘤杂志, 2015, 24 (3): 267-270.

［27］LIU Z S, GUO J, ZHAO Y Z, et al. Computed tomography-guided interstitial brachytherapy for locally advanced cervical cancer: Introduction intracavitary brachytherapy. Int J Gynecol Cancer, 2017, 27 (4): 768-775.

［28］WANG W, ZHANG F, HU K, et al. Image-guided, intensity-modulated radiation therapy in definitive radiotherapy for 1433 patients with cervical cancer. Gynecologic Oncology, 2018, 151 (3): 444-448.

［29］DANG Y Z, LI P, LI J P, et al. The efficacy and late toxicities of computed tomography-based brachytherapy with intracavitary and interstitial technique in advanced cervical cancer. J Cancer, 20818, 9 (9): 1635-1641.

［30］叶伟军, 曹新平, 欧阳翼 . 局部晚期宫颈癌三维 CT 引导下加速超分割后装治疗的临床观察 . 中华肿瘤防治杂志, 2014, 21 (8): 626-629.

晏俊芳　　胡克　　张福泉

第三章

子宫颈癌术后放射治疗

第一节　概　　述

　　早期子宫颈癌采用根治性手术或单纯放射治疗的治愈率在 90% 左右，但 15%~20% 的早期子宫颈癌根治性手术后，患者存在淋巴结转移、宫旁侵犯或切缘阳性。当存在至少一项危险因素时，患者的 5 年生存率将降至 50%~70%。因此，患者接受子宫颈癌根治性手术后病理提示存在危险因素时，需要考虑术后辅助治疗来提高患者的生存率。

第二节　适应证和禁忌证

一、术后放射治疗适应证

1. 根治性手术后放射治疗适应证

　　（1）术后放射治疗绝对适应证：术后病理存在以下任何一项高危因素，淋巴结转移、切缘阳性或宫旁受侵。治疗方案应选择术后放射治疗联合铂类为基础的同步化疗。

　　INT 0107/ 妇科肿瘤学组（gynecologic oncology group，GOG）109 研究纳入 268 例临床分期为ⅠA2、ⅠB 和ⅡA 期、接受子宫颈癌根治术且术后病理显示淋巴结转移、切缘阳性和 / 或宫旁受侵的患者，将其随机分为术后放化疗组和术后放射治疗组，两组均接受术后放射治疗，剂量为 49.3Gy/29 次，术后放化疗组接受顺铂联合 5- 氟尿嘧啶同步化疗。结果显示，术后放化疗组可显著提高患者无进展生存率（progression free survival，PFS）和总生存率（overall survival，

OS），4 年 PFS 分别为 80% 和 63%，4 年 OS 分别为 81% 和 71%。近期的一项研究分析了美国国家癌症数据库（national cancer database，NCDB）中子宫颈癌术后接受盆腔放射治疗的患者，纳入了术后病理证实淋巴结转移、切缘阳性和 / 或宫旁受侵的 3 053 例患者，其中 2 479 例（81%）患者接受了术后放化疗，而 574 例（19%）仅接受了术后放射治疗。结果显示，术后放化疗显著提高了患者的 OS 率（$HR=0.76$，$95\% \, CI$：$0.601\sim0.962$，$P=0.022$）。并且在各亚组的多因素分析中显示，对于存在淋巴结阳性的患者，术后放化疗提高此亚组患者的 OS 率尤为明显（$HR=0.58$，$95\% \, CI$：$0.413\sim0.814$，$P=0.002$），但对于仅存在切缘阳性、宫旁受侵的患者术后放化疗未提高其 OS 率。我国一项Ⅲ期研究——STARS 研究，将ⅠB1~ⅡA2 期子宫颈癌根治术后存在病理高危因素的患者随机分为 3 组，单纯放射治疗组、同步放化疗组和序贯放化疗组，结果显示序贯放化疗组与同步放化疗组的 3~4 级毒性相似，但序贯放化疗组的治疗完成率、患者耐受性优于同步放化疗，生存获益还需要进一步观察。

（2）术后病理存在中危因素需进行放射治疗。病理类型为鳞癌的患者可参考 Sedlis 标准，如表 3-1 所示。病理类型为腺癌的患者可参照"四因素模型"，包括肿瘤直径 >3cm、脉管间隙受侵（lymphovascular space invasion，LVSI）、宫颈间质浸润深度 >1/3 和腺癌。

表 3-1　Sedlis 标准

LVSI	间质浸润深度	肿瘤大小
阳性	深 1/3	任何大小
阳性	中 1/3	最大径≥2cm
阳性	浅 1/3	最大径≥5cm
阴性	中或深 1/3	最大径≥4cm

GOG 92 研究纳入了 277 例子宫颈癌根治术后且淋巴结阴性的ⅠB 期患者。患者存在以下中危因素：①宫颈间质浸润深度 >1/3；②LVSI；③肿瘤直径 >4cm。患者随机分为术后放射治疗组和观察组。结果显示，术后放射治疗组和观察组 2 年 PFS 率分别为 88% 和 79%，长期随访结果也证实术后盆腔放射治疗明显提高了患者的 PFS 率，且 OS 率也有一定的提高趋势（$P=0.07$）。有学者认为 LVSI 对子宫颈癌预后的重要性高于其他中危因素，若存在 LVSI，不论宫颈间质浸润深度和肿瘤大小如何都是术后放射治疗的指征。但 LVSI 的标准并不统一，作为术后放射治疗的独立指征也存在质疑。

近期一些研究发现，宫颈腺癌淋巴结转移的预测因素与鳞癌有所不同。回顾性数据显示，宫颈间质受侵的模式和 LVSI 相比，原发肿瘤大小更有利于预测淋巴结转移的风险。因而,针对腺癌提出了其他的分类系统,其中包括 Silva 分型,该分型以组织形态学为基础,以浸润方式替代浸润深度,可较准确地预测淋巴结转移的风险。但这些预测系统的有效性仍需要临床进一步证实。

2. 早期子宫颈癌锥切术后放射治疗适应证　不保留生育功能者,ⅠA1 期伴 LVSI 和 ⅠA2 期有手术禁忌证或拒绝手术者,放射治疗参考根治性放射治疗。

3. 意外发现的子宫颈癌术后放射治疗适应证　意外发现的子宫颈癌是指单纯筋膜外子宫切除术后意外发现的宫颈浸润癌,常见于子宫肌瘤、卵巢囊肿等良性肿瘤术后。经病理复核确认的ⅠA1 期无淋巴脉管间隙浸润者,可随访观察。ⅠA1 期伴 LVSI 或 ⅠA2/ⅠB1 期或切缘阳性或有病灶残留者均可以选择放射治疗。存在放射治疗的中、高危因素者推荐选择放射治疗,无放射治疗中、高危因素者,绝经前推荐选择手术,绝经后可选择手术或放射治疗。

（1）切缘及影像学检查均阴性者,可选择盆腔放疗 + 近距离放射治疗 ± 含铂同期化疗。

（2）初次手术切缘阳性、存在肉眼残留病灶、影像学检查阳性或肿瘤特征符合 Sedlis 标准者,直接行盆腔放射治疗（若腹主动脉旁淋巴结阳性行延伸野放射治疗）+ 近距离放射治疗 + 含铂同期化疗。

4. 宫颈残端癌的术后放射治疗适应证　宫颈残端癌是指子宫次全切除术后残留宫颈部分发生的癌。所有期别的宫颈残端癌都可以选择放射治疗。对选择手术的早期宫颈残端癌患者来说,如果术后病理提示盆腔淋巴结转移、宫颈间质浸润深度 >1/3、切缘阳性或者切除范围不足时,术后建议补充放射治疗或放化疗。

5. 特殊病理类型子宫颈癌患者的术后放射治疗适应证　宫颈小细胞神经内分泌癌的术后放射治疗指征相对鳞癌和腺癌来说更宽松,早期（ⅠA1~ⅠB2、ⅡA1 期）患者术后亦推荐全身化疗或同步放化疗。

二、禁忌证

1. 相对禁忌证
（1）既往接受过盆腔放射治疗。
（2）骨髓抑制。

2. 绝对禁忌证
（1）存在不可控制的脑血管疾病或冠心病等基础疾病。
（2）存在急性或亚急性盆腔炎症未能控制。

（3）患者一般状况差,存在恶病质。

（4）病情进展迅速,存在广泛转移。

（5）严重骨髓抑制。

三、保留卵巢患者的术后放射治疗

部分分期≤ⅠB2/ⅡA1 期鳞癌和腺癌的绝经前患者可以选择保留卵巢的手术治疗。一般鳞癌患者保留的卵巢移位于两侧结肠旁沟,至少高于两侧髂嵴连线水平,而腺癌患者保留的卵巢不移位。保留卵巢患者的术后放射治疗适应证与根治性手术患者基本一致,但需要注意术后放射治疗对卵巢功能的影响,需要单独向患者说明。

第三节   放射治疗前准备

所有患者在治疗前都必须询问完整的病史,确认手术情况和手术病理结果,进行包括妇科检查在内的体格检查,同时进行包括盆腔 MRI 在内的标准的影像学检查以评估术后盆腔内的情况。建议与妇科手术医生进行沟通,以便更明确患者的手术情况,有利于术后放射治疗或放化疗。

一、实验室检查

1. **常规检查**   血常规、尿常规、肝肾功能。

2. **肿瘤标志物**。

3. **其他**   凝血功能、感染筛查等。

二、影像学检查

患者在术后放射治疗前需要完善影像学检查,以评估放射治疗前患者的肿瘤状况及术后改变情况,根据患者术前的影像学检查情况有选择地进行。

1. **盆腔平扫/增强 MRI 和腹盆腔 CT 增强扫描**   确定放射治疗前有无残留病灶和肿瘤复发转移等。

2. **胸部平扫 CT 和浅表淋巴结超声检查(含双侧颈部、锁骨上、腹股沟淋巴结)**   根据术前影像学检查结果选择是否进行。

3. 必要时可以选择全身 PET/CT,如果患者术中病理存在多发淋巴结转移,宫旁切缘或阴道切缘阳性等高危因素,且患者术后超过 2 个月,建议行PET/CT 检查,以早期发现全身可能出现的微小病灶。如确定无肿瘤残留或复发转移,再进行术后放射治疗。如发现肿瘤残留或复发转移,需要根据情况进行相关的挽救性治疗。阴道残端复发肿瘤建议进行病理活检明确诊断。

三、其他

1. 如术后尿管未拔除者,需要根据患者症状、膀胱残留尿量、患者手术时间等因素综合考虑,评估尿管是否可以拔除,以及进行术后放射治疗的时间。

2. 注意有无肾盂、输尿管积水,必要时到泌尿外科就诊,确定是否需要进行输尿管支架置入术或肾盂造瘘术。

3. 长径 >5cm 的淋巴囊肿,建议超声引导下穿刺抽液后再进行定位。

4. 保留卵巢的术后患者,需要确认卵巢的位置,以确定术后放射治疗有无保留卵巢功能的可能性。

第四节　技 术 流 程

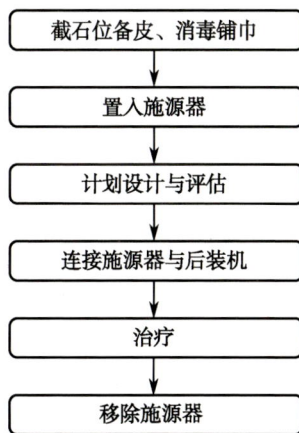

子宫颈癌根治术后外照射和近距离治疗具体流程,如图 3-1 和图 3-2 所示。

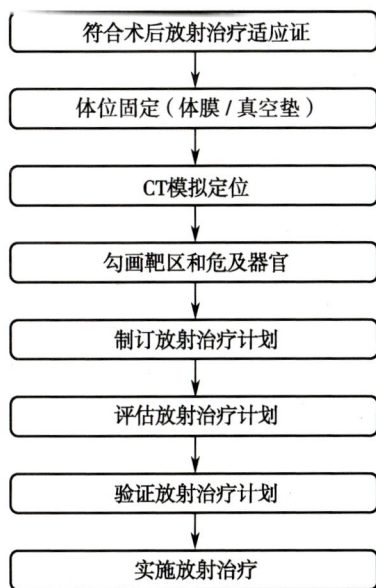

图 3-1　子宫颈癌术后外照射流程　　　　图 3-2　子宫颈癌术后近距离治疗流程

第五节　外　照　射

一、定位

1. 定位前准备

（1）患者定位前排空直肠、适当充盈膀胱、进行小肠造影。因术后大部分小肠落入盆腔，充盈膀胱可减少小肠的照射。排空直肠可减少肠道运动产生的影响。可推荐将 40mL 60% 的复方泛影葡胺溶液溶于 800~1 000mL 水中，定位前 1 小时患者口服含造影剂的水，使小肠显影，如图 3-3，膀胱适当充盈，如图 3-4 和图 3-5 所示。若有条件，可进行超声检查确定膀胱容量，为后期放射治疗中监测膀胱容量做参考。

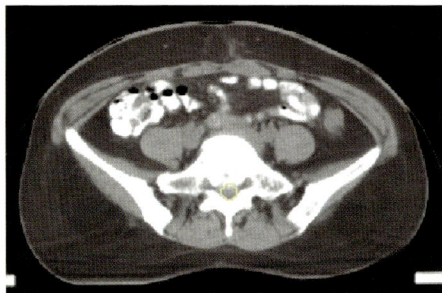

图 3-3　口服造影剂后 CT 模拟
　　　　　定位时显影的肠管

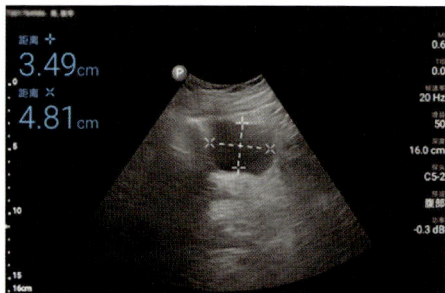

图 3-4　超声测量尿量

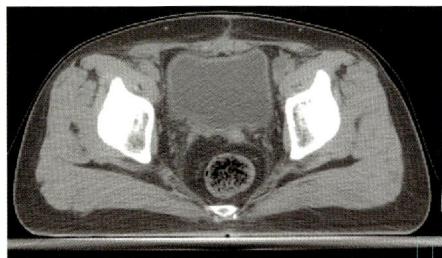

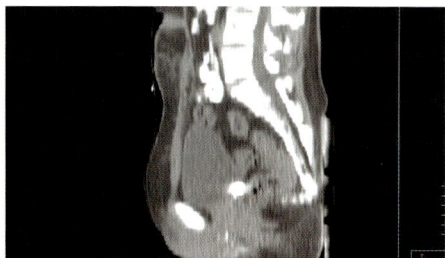

图 3-5　CT 模拟定位时充盈的膀胱

（2）阴道断端标记：将被复方泛影葡胺溶液浸透的棉球（直径约 5mm）放置阴道断端处做标记，如图 3-6 所示。

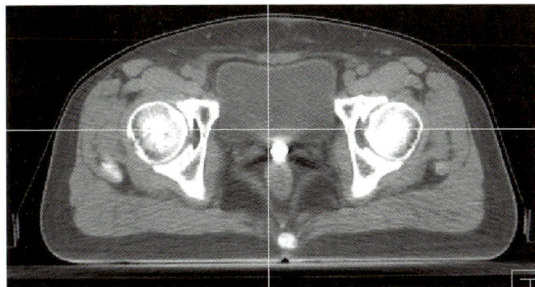

图 3-6　CT 模拟定位时复方泛影葡胺棉球标记的阴道断端

2. 体位固定　通常采用热塑体膜或真空垫进行体位固定,如图 3-7 所示。常用体位为仰卧位,头部垫枕稳定头部,双手抱肘置于胸前。为减少小肠受量,也可尝试俯卧位 +Belly-board 进行 CT 定位,但俯卧位重复性往往劣于仰卧位,可根据患者情况进行个体化实施。

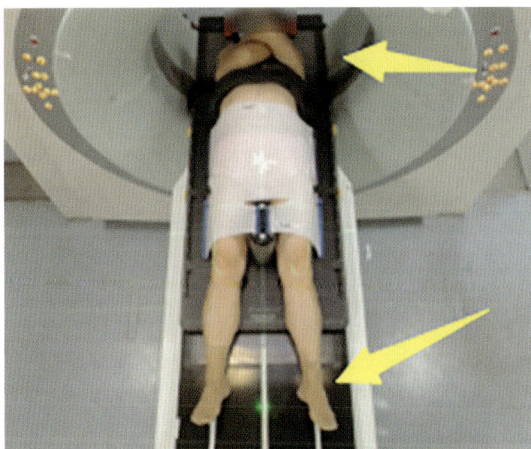

图 3-7　体模固定和 CT 扫描

3. CT 扫描　扫描范围自第三腰椎上缘至坐骨结节下 5cm,扫描层厚 2.5~5mm。如手术病理证实腹主动脉旁淋巴结阳性、髂总淋巴结阳性,或术后影像学检查提示腹主淋巴结阳性者,应做腹膜后延伸野照射,扫描范围上界应延伸至第十一胸椎上缘。可静脉注射造影剂行 CT 增强扫描模拟定位。

二、靶区勾画

靶区勾画是实施调强放射治疗过程中最重要的组成部分。近年来,国际上已发表了多项关于子宫颈癌术后放射治疗靶区勾画的共识。此章节的靶区勾画原则主要依据 RTOG 0418 研究共识和 ICRU62 号报告及 ICRU83 号报告撰写。

盆腔淋巴结引流区由髂总淋巴引流区、髂外淋巴引流区、髂内淋巴引流区、闭孔淋巴引流区及骶前淋巴引流区构成。髂总淋巴引流区上界在腹主动脉分叉处，下界至髂总动脉血管分叉处。髂外淋巴引流区范围从髂总动脉分叉处至股骨头（股动脉）处。髂内淋巴引流区起于髂总动脉分叉处，止于阴道周围组织。闭孔淋巴引流区为沿盆壁内扩 18mm 连接至髂内外区的条状区域。阴道残端定义为残端阴道上 2cm 及下 3cm 之内的阴道组织，宫旁及阴道旁组织指从阴道残端至双侧闭孔内肌间的软组织。熟练掌握以上淋巴结及阴道、宫旁区域的解剖结构，有助于准确勾画靶区范围。

1. **CTV 的勾画及 PTV 的外放**　子宫颈癌根治术后辅助调强放射治疗靶区勾画包括三部分，GTV、CTV 和 PTV。CTV 指肿瘤靶区、亚临床病灶及肿瘤可能侵犯的区域，包括盆腔淋巴引流区、阴道残端、阴道旁和宫旁软组织，需要延伸野照射时还包括腹主动脉旁淋巴引流区。其中盆腔淋巴引流区包括髂总、髂外、髂内、骶前及闭孔淋巴引流区。如术后影像学检查提示有淋巴囊肿，淋巴囊肿也应当包含于 CTV 内，如图 3-8 所示。GTV 指肿瘤的临床病灶，即通过一般的检查手段能确定的具有一定大小的肿瘤病变区域，包括术中残留病灶或影像学提示的阳性淋巴结（术中残留的淋巴结通常用银夹标记，如图 3-9 所示）。PTV 是基于 CTV 以及相应的组织器官移动范围和摆位误差基础上形成的，只有在 PTV 得到足够剂量的情况下，临床靶区的剂量才能得到保证。

2008 年 RTOG 为了规范子宫颈癌和子宫内膜癌术后的盆腔靶区勾画，联合 GOG、加拿大国家癌症研究院（National Cancer Institute of Canada，NCIC）、欧洲放射肿瘤学会（European Society of Radiotherapy and Oncology，ESTRO）、美国放射学会（American College of Radiology，ARC）最终达成了子宫颈癌和子宫内膜癌术后治疗的共识，作为调强放射治疗 CTV 定义的标准。

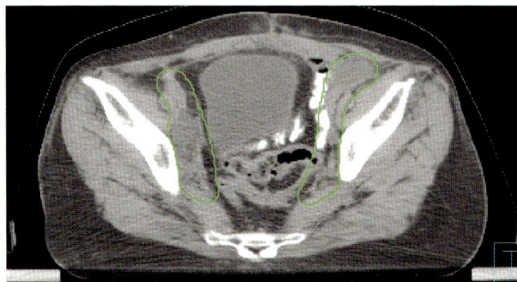

图 3-8　淋巴囊肿也应当包含于 CTV 内

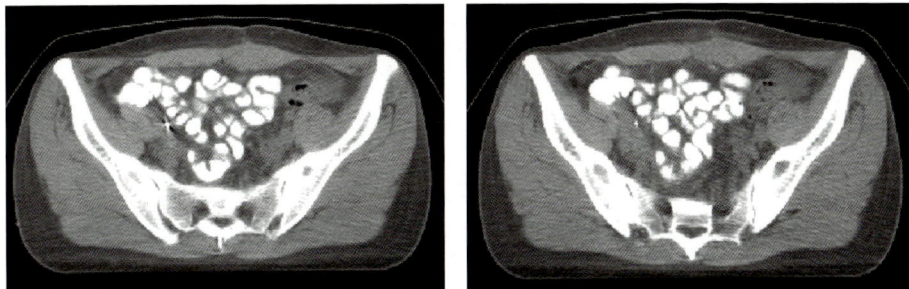

图 3-9　银夹标记的术中残留的淋巴结

根据共识，CTV 勾画包括 CTV1 和 CTV2 两部分，如图 3-10 所示。CTV1 包括髂总、髂外、髂内、骶前以及闭孔淋巴引流区。其中髂总、髂外及髂内淋巴引流区定义为盆腔血管及周围 7mm 的区域（在骨和肌肉处修回），以及所有可疑淋巴结、淋巴囊肿和手术银夹。其中髂总淋巴引流区建议向后侧扩至腰大肌及椎体，髂外淋巴引流区建议在血管外扩 7mm，沿髂腰肌方向向前侧界外扩至 10mm，髂内淋巴引流区的侧界建议要达盆壁。闭孔淋巴引流区定义为沿盆壁内扩 18mm 的条状区域，连接髂内和髂外血管间的软组织区域。骶前淋巴引流区定义为骶前区域，即 S1~S2 骶骨前缘至少 10mm 的条形区域。CTV2 包括阴道残端以及阴道/宫旁组织。阴道残端定义为阴道标记的阴道断端上 0.5~2cm（根据小肠位置决定）及下 3cm 的阴道残端，包括膀胱和直肠间阴道残端前后的脂肪和软组织。阴道/宫旁软组织定义为阴道、宫颈旁软组织（阴道外 0.5cm，可扩大到血管周围和肠周围脂肪组织），连接两侧淋巴引流区。

2014 年美国放射肿瘤学会（American Society for Therapeutic Radiology and Oncology，ASTRO）的 W. Small 等 14 位专家就子宫颈癌和子宫内膜癌术后 CTV 的共识再次进行更新，扩展了腹主动脉旁靶区的共识。共识中，较为一致的是髂总淋巴结区的勾画，而骶前和闭孔淋巴结区，争议较大。对于存在高危因素或术后病理或影像学提示有转移的腹主动脉旁淋巴结，需行延伸野照射，勾画原则为腹主动脉左侧外扩 2cm，下腔静脉右侧外扩 1cm，腹侧界外扩 5mm，上界为肾血管水平，肾血管水平上，腔静脉可适当内收。

PTV 外放的范围需要依据摆位精度、有无固定、直肠和膀胱充盈程度，以及外照射有无图像引导来确定建议治疗期间至少每周进行一次软组织验证。因此，CTV1 到 PTV1 外放 0.7~1.0cm，CTV2 到 PTV2 外放 1.0~1.5cm。

2. 危及器官的勾画　子宫颈癌根治术后放射治疗计划中的危及器官包括肠管、膀胱、直肠及双侧股骨头，如行延伸野照射还应包括双侧肾脏、脊髓及肝脏。一些研究者认为在接受过化疗的患者中，盆骨和/或椎体的骨髓腔也应作为危及器官进行勾画。

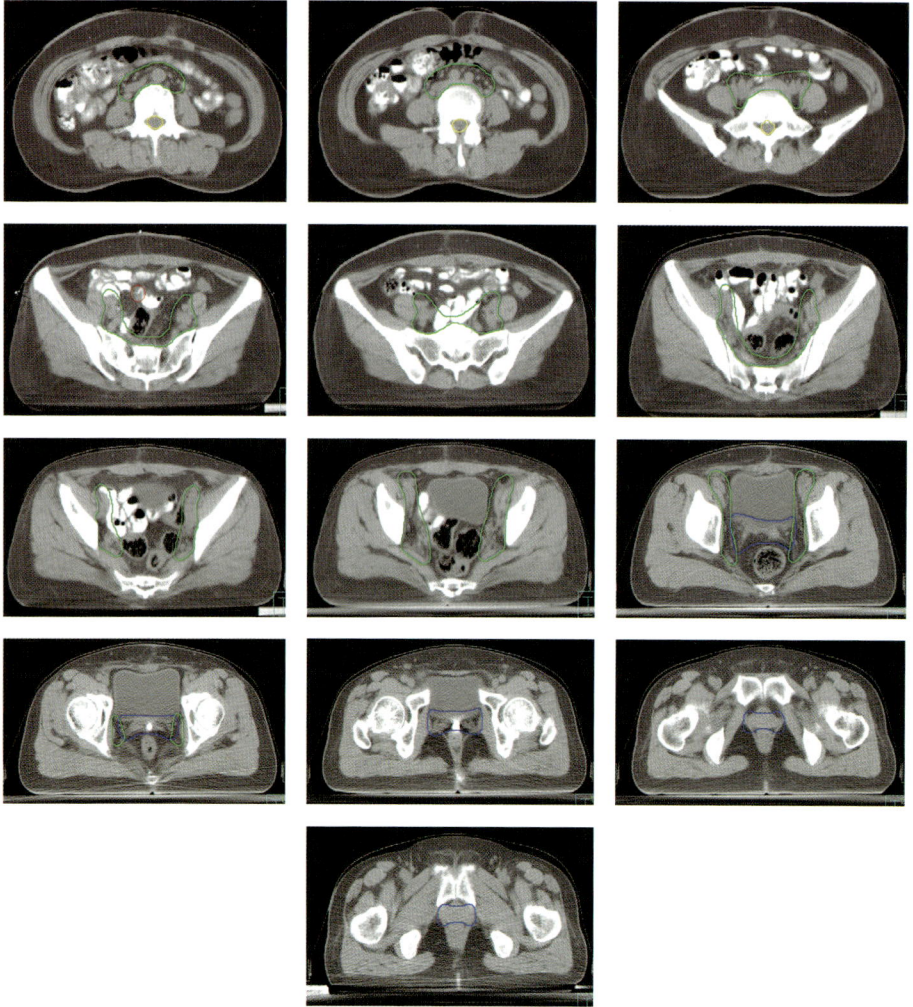

图 3-10 子宫颈癌术后靶区勾画示例

CTV1（绿色线）包括髂总、髂外、髂内、骶前以及闭孔淋巴引流区；CTV2（蓝色线）包括阴道残端以及阴道/宫旁组织。

（1）肠管：分别勾画结肠和小肠。勾画应包括肠管外壁，起自靶区上3~5cm 至乙状结肠曲折部，包括乙状结肠、升结肠、降结肠和小肠，如行延伸野照射还要包括腹腔内的升结肠、横结肠、降结肠和小肠。

（2）直肠：勾画为直肠外壁，起自乙状结肠曲折部，止于肛门。

（3）膀胱：应适当充盈，勾画膀胱外壁，上界为膀胱顶部，下界为膀胱基底部。

（4）股骨头：需要勾画整个股骨头，上界为双侧股骨头上缘（包括股骨粗隆），下界为坐骨结节，包括股骨颈。

（5）其他：如行延伸野照射，肾脏需要勾画整个肾实质，肝脏需要勾画整个肝脏，不包括肝包膜下 1cm 的区域。椎体和盆骨的骨髓腔需要包括椎体、髂骨、整个骶骨、髋臼及近端股骨上缘，上界为 PTV 上缘，下界为坐骨结节。

三、照射技术与剂量分割

子宫颈癌术后补充放射治疗，开始时间为术后 1~3 月内，常规外照射总剂量为 45~50Gy，1.8~2.0Gy/ 次，每周 5 次，共 25~28 次。如须行腔内近距离治疗，可在外照射后进行。对于未切除的转移淋巴结，放射治疗总剂量为 54~65Gy。建议额外推量 10~20Gy，也可给予同步推量，2.1~2.3Gy/ 次，具体情况可以依据靶区及危及器官的体积而定。外照射加量经常是必要的，淋巴结靶区剂量是 54~65Gy。如存在残留的原发肿瘤，则行个体化放射治疗。

在子宫颈癌根治术后的辅助放射治疗中，调强放射治疗技术的运用越来越广泛，多项调强放射治疗的剂量学及临床研究均显示，调强放射治疗技术可减少子宫颈癌放射治疗患者的急性和慢性毒性反应发生率，同时可获得良好的长期生存。目前子宫颈癌根治术后辅助放射治疗常用的 IMRT 技术有固定野调强放射治疗（fixed-field IMRT，FF-IMRT），容积弧形调强放射治疗（volumetric-modulated arc therapy，VMAT），以及螺旋断层调强放射治疗（helical tomotherapy，HT）。HT 集 IGRT 与 IMRT 于一身，用螺旋 CT 旋转方式摄取图像和治疗肿瘤。HT 的优势在于其能保证最好的适形指数（conformity index，CI）和剂量均匀指数（homogeneity index，HI），充分保障治疗效果，同时降低临近危及器官的高剂量受照体积，降低放射治疗的毒副反应。在子宫颈癌术后辅助放射治疗的患者中，与 FF-IMRT 和 VMAT 相比，HT 在保证 CI 和 HI 的同时，可以有效降低膀胱和直肠的 V_{30} 和 V_{40}，在降低患者泌尿系统和消化系统副反应方面具有显著优势。

IMRT 的计划要求：①100% 的处方剂量覆盖 95% 的 PTV 靶区体积；②接收超过 110% 处方剂量的 PTV 靶区体积 <1%；③PTV 内没有剂量冷点，直肠后壁及膀胱前壁没有剂量热点。

危及器官的计划要求：①小肠：$V_{40}<30\%$，$D_{max}<50Gy$；②直肠：$V40<40\%$，$D_{max}<50Gy$；③膀胱：$V_{40}<40\%$，$D_{max}<50Gy$；④双侧股骨头：$V_{40}<5\%$。如行延伸野照射：①脊髓：$D_{max}<40Gy$；②双侧肾脏：$V_{18}<33\%$。

IMRT 技术在子宫颈癌根治术后辅助放射治疗中越来越重要，优势也越来越明显，不仅降低了子宫颈癌放射治疗的并发症，改善了患者的生活质量，同时也有助于改善患者的预后。然而，目前子宫颈癌根治术后辅助放射治疗的 IMRT 技术还存在着各种问题和困难。首先,治疗摆位的误差控制,由于患者体型的差异及技术人员的摆位差异等因素,常常在治疗中出现靶体积在三维方向的运动。IGRT 可以很好地监测体位的变化,保证治疗的准确性。其次,内部器官的运动,由于直肠、膀胱等器官的充盈状态的不同而导致靶体积在三维方向上的运动,Georg 等发现膀胱的充盈程度对于危及器官的保护是一个非常重要的因素。在今后的研究中要多关注和探索可以优化 IMRT 疗效的因素。

第六节　近距离治疗

一、适应证

1. 阴道切缘阳性者,阴道近距离放射治疗可以提高疗效;阴道切缘阴性但病理报告提示肿瘤靠近切缘者(close vaginal margins, CMV),建议行阴道近距离治疗。

2. 子宫颈癌术后病理高危因素包括盆腔淋巴结阳性、切缘阳性和宫旁浸润。依据《NCCN 宫颈癌临床实践指南(2020 版)》,术后病理结果存在任何一个高危因素者,均推荐术后补充盆腔放射治疗 + 顺铂同期化疗(1 级证据)± 阴道近距离治疗。

3. 此外,未行标准根治手术,如阴道、宫旁切缘距肿瘤小于 3cm,或影像学检查提示阴道残端有残余病灶者,同样推荐阴道近距离治疗。

二、治疗前准备

首次腔内近距离治疗前需行妇科检查,了解阴道残端情况,包括残端愈合情况、残端长度、宽度,有无异常结节及肿块。选取尺寸适合的施源器。

常用的施源器有圆筒施源器(直径范围 2~4cm)和卵圆体施源器,如图 3-11 所示。圆筒施源器和卵圆体施源器各有其优点和局限性,卵圆体施源器仅能治疗阴道上部(阴道残端),而圆筒施源器可治疗整个阴道,多数患者术后阴道大致呈圆柱形,可以选用合适尺寸的圆筒施源器。如妇科检查提示阴道残端为双角型,或患者存在阴道残端残留病灶的情况,可使用3D 打印技术制作个体化施源器,进行个体化的三维近距离治疗,如图 3-12 所示。

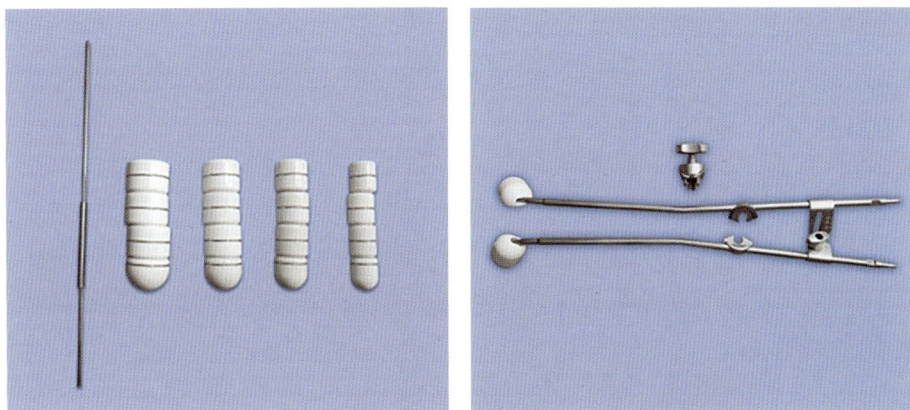

图 3-11　子宫颈癌术后腔内近距离治疗常用的圆筒施源器

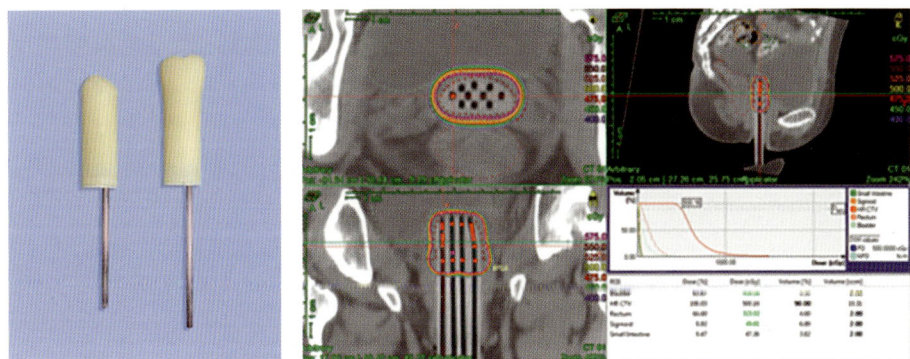

图 3-12　子宫颈癌术后个体化施源器及治疗计划

三、靶区范围及剂量

对于常规术后腔内近距离治疗,美国近距离治疗协会(American Brachy-therapy Society,ABS)建议治疗靶区包括阴道残端及阴道近端 3~5cm。腔内近距离处方剂量通常为 5.5Gy/ 次(阴道黏膜下 0.5cm),共 2 次,1~2 次 / 周;或 6Gy/ 次(阴道黏膜表面),共 3 次,1~2 次 / 周。阴道表面总剂量 EQD_2 应接近 70Gy。如阴道切缘阳性,ABS 认为阴道表面剂量 EQD_2>70Gy(70~80Gy)。

危及器官剂量限值:根据 ESTRO 推荐各危及器官均有严格的剂量限值,即直肠 $D2_{cm^3}$≤65~75Gy、乙状结肠 $D2_{cm^3}$≤70~75Gy、膀胱 $D2_{cm^3}$≤80~90Gy。

第七节　注　意　事　项

一、注意事项

1. 放射治疗前必须做妇科检查,确定阴道断端创面愈合情况,阴道残端及阴道有无病灶残留或复发。同时确定手术范围,有助于判断是否需要辅助近距离治疗。

2. CT 模拟定位前,需要口服造影剂使肠管显影,膀胱适当充盈,标记阴道残端以明确残端位置。

3. 可疑淋巴结转移者,建议做增强 CT/MRI 模拟定位,可以更加明确血管、淋巴结的组织结构,益于靶区勾画。

4. 淋巴囊肿需要包括在靶区范围内,如淋巴囊肿体积过大,可行超声引导下穿刺抽液,如无法抽液,需要结合术后病理,如淋巴结阴性者,可包含根部即可,如淋巴结病理阳性者,此侧淋巴囊肿需要全部包含在靶区范围内。

5. 做好日常饮食管理,并在整个治疗期间尽量保持相对一致的日常饮食管理,注意营养和体重,必要时请营养科给予指导。

二、毒副反应及处理

1. 早期并发症

(1)胃肠反应:多发生在外照射特别是延伸野照射时,腹部照射对胃肠道影响较多,经常出现食欲不振、恶心,甚至呕吐、腹痛及腹泻等情况。如有上述症状,轻者进行对症处理,重者需要调整放射治疗计划。

(2)骨髓抑制:子宫颈癌术后患者常进行放化疗综合治疗,易发生造血系统不良反应,包括贫血、白细胞和血小板减少等。患者应保证充足的营养,增加水分摄入和注意休息,必要时给予升白细胞和血小板的药物进行对症治疗。

(3)外阴炎、阴道炎:在放射治疗过程中,阴道和外阴可能都包括在放射区域内,会出现物理性炎症反应,表现为阴道黏膜水肿、充血、疼痛及阴道分泌物增多、外阴肿痛等。应加强阴道冲洗,联合局部用药,促进愈合。外阴保持清洁干燥,保护局部创面,促进愈合。

2. 晚期并发症

(1)肠道:腹盆部放射治疗受影响最多的肠道是小肠(主要是回肠)、乙状结肠及直肠。小肠是对放射线耐受性较低的器官之一。100cm^3 的小肠接受

45Gy 的照射,5 年内小肠溃疡、狭窄的发生率 <5%。由于小肠的活动性较好,所以减少了局部小肠所受的辐射剂量,但子宫颈癌术后的患者,常发生肠粘连,使小肠活动受限,容易发生小肠的放射损伤,可引起肠粘连、溃疡、狭窄甚至梗阻和穿孔,临床表现为腹痛、腹泻、血便等。肠道的放射损伤很难治疗,主要是对症处理,严重者需要手术治疗。因此,肠道的反应重在预防。放射治疗时充盈膀胱,有肠粘连史,更需要注意肠道不能有过高的剂量,以防止肠道的严重损伤。

（2）泌尿系统:最多见的是放射性膀胱炎,发生率为 3% 左右。其主要表现为尿频、尿急、尿痛、血尿,甚至排尿困难。膀胱镜检查可见:膀胱黏膜充血、水肿、弹性减弱或消失、毛细血管扩张,甚至出现溃疡。处理方法多为对症治疗、预防感染、止血、大量补充液体等,出血严重者需在膀胱镜下进行电灼止血,放射治疗对宫旁组织及输尿管的影响均可导致输尿管不同程度的梗阻,进而出现不同程度的肾盂积水及输尿管积水。

（3）卵巢:早期年轻子宫颈癌患者进行根治性手术的同时可保留卵巢,保护卵巢的内分泌功能,延缓进入更年期时间。卵巢属于性腺器官,对放射损伤非常敏感,最小耐受量 TD5/5 为 2~3Gy,最大耐受量 TD50/5 为 6.25~12Gy。移位卵巢在术后放射治疗后功能可能会受到损伤。子宫颈癌术后保留的卵巢需带血管移位至盆腔放射治疗野范围外,最常见移位至真骨盆外髂窝处。采用先进的外照射技术,如 IMRT 等,尽可能保留卵巢功能。

（4）下肢淋巴水肿:手术联合放射治疗患者的下肢淋巴水肿发生率为 29.3%。下肢淋巴水肿的发生与许多危险因素有关,如淋巴结清扫可导致淋巴回流障碍,增加淋巴水肿风险;术后盆腔及腹股沟区域的放射治疗导致局部组织纤维化和瘢痕形成,使淋巴循环进一步受阻;其他相关危险因素,如肿瘤本身堵塞淋巴管、肥胖、感染、损伤、瘢痕等也可增加淋巴水肿的发生率。下肢淋巴水肿的预防主要包括弹力袜的穿戴、良好生活方式的养成、日常皮肤护理等。治疗主要包括保守治疗和手术治疗两方面,其中手法引流综合消肿治疗是目前公认的治疗早期下肢淋巴水肿最有效的方法,对于晚期严重影响生活质量的患者可以考虑手术治疗。

第八节　预　后

早期子宫颈癌进行根治性手术后,大多数患者预后良好,不需要再进行术后辅助治疗。但术后危险因素,如淋巴结转移、宫旁组织浸润、阴道残端切缘阳性、宫颈深肌层浸润、淋巴脉管间隙浸润、原发肿瘤较大（最大径≥4cm）等，对患者的预后产生不良影响。具有危险因素的早期子宫颈癌患者术后的复发率较高，预后较差。而不良病理类型、肿瘤分化差是否为子宫颈癌术后的危险因素仍存在争议。目前对术后具有中危因素的患者，可参考 Sedlis 标准和子宫颈癌的"四因素模型"，选择辅助治疗，加强术后管理，改善患者的预后。

术后辅助治疗主要包括观察，放射治疗（外照射、近距离治疗、外照射 + 近距离治疗），同步放化疗，序贯放化疗，化疗等。根据术后患者的不同情况采取不同的辅助治疗手段，尽可能做到个体化、精准化。

参 考 文 献

[1] HOPKINS M P, MORLEY G W. Radical hysterectomy versus radiation therapy for stage IB squamous cell cancer of the cervix. Cancer, 1991, 68（2）: 272-277.

[2] LANDONI F, MANEO A, Colombo A, et al. Randomised study of radical surgery versus radiotherapy for stage Ib-Ⅱa cervical cancer. Lancet, 1997, 350（9077）: 535-540.

[3] DELGADO G, BUNDY B, ZAINO R, et al. Prospective surgical-pathological study of disease-free interval in patients with stage IB squamous cell carcinoma of the cervix: a Gynecologic Oncology Group study. Gynecol Oncol, 1990, 38（3）: 352-357.

[4] SEDLIS A, Bundy B N, ROTMAN M Z, et al. A randomized trial of pelvic radiation therapy versus no further therapy in selected patients with stage IB carcinoma of the cervix after radical hysterectomy and pelvic lymphadenectomy: A Gynecologic Oncology Group Study. Gynecol Oncol, 1999, 73（2）: 177-183.

[5] ROTMAN M, SEDLIS A, PIEDMONTE M R, et al. A phase Ⅲ randomized trial of postoperative pelvic irradiation in Stage IB cervical carcinoma with poor prognostic features: follow-up of a gynecologic oncology group study. Int J Radiat Oncol Biol Phys, 2006, 65（1）: 169-176.

[6] PETERS W A, LIU P Y, BARRETT R J, et al. Concurrent chemotherapy and pelvic radiation therapy compared with pelvic radiation therapy alone as adjuvant therapy after radical surgery in high-risk early-stage cancer of the cervix. J Clin Oncol, 2000, 18（8）: 1606-1613.

[7] TRIFILETTI D M, SWISHER-MCCLURE S, SHOWALTER T N, et al. Postoperative Chemoradiation Therapy in High-Risk Cervical Cancer: Re-evaluating the Findings of Gynecologic Oncology Group Study 109 in a Large, Population-Based Cohort. Int J Radiat Oncol Biol Phys, 2015, 93（5）: 1032-1044.

[8] HUANG H. Sequential chemoradiation versus radiation alone or concurrent chemoradiation in adjuvant treatment after radical hysterectomy for stage IB1-ⅡA2 cervical cancer（STARS Study）: A randomized, controlled, open-label, phase Ⅲ trial. American Society of Clinical Oncology, 2020, 38（15）suppl.

[9] RYU S Y, KIM M H, NAM B H, et al. Intermediate-risk grouping of cervical cancer patients treated with radical hysterectomy: a Korean Gynecologic Oncology Group study. Br J Cancer,

2014, 110（2）: 278-285.

［10］ NOH J M, PARK W, KIM Y S, et al. Comparison of clinical outcomes of adenocarcinoma and adenosquamous carcinoma in uterine cervical cancer patients receiving surgical resection followed by radiotherapy: a multicenter retrospective study（KROG 13-10）. Gynecol Oncol, 2014, 132（3）: 618-623.

［11］ DIAZ E S, AOYAMA C, BAQUING M A, et al. Predictors of residual carcinoma or carcinoma-in-situ at hysterectomy following cervical conization with positive margins. Gynecol Oncol, 2014, 132（1）: 76-80.

［12］ ESTAPE R E, ANGIOLI R, MADRIGAL M, et al. Close vaginal margins as a prognostic factor after radical hysterectomy. Gynecol Oncol, 1998, 68（3）: 229-232.

［13］ PARRA-HERRAN C, TALJAARD M, DJORDJEVIC B, et al. Pattern-based classification of invasive endocervical adenocarcinoma, depth of invasion measurement and distinction from adenocarcinoma in situ: interobserver variation among gynecologic pathologists. Mod Pathol, 2016, 29（8）: 879-892.

［14］ ROMA A A, MISTRETTA T A, DIAZ DE VIVAR A, et al. New pattern-based personalized risk stratification system for endocervical adenocarcinoma with important clinical implications and surgical outcome. Gynecol Oncol, 2016, 141（1）: 36-42.

［15］ RUTGERS J K, ROMA A A, PARK K J, et al. Pattern classification of endocervical adenocarcinoma: reproducibility and review of criteria. Mod Pathol, 2016, 29（9）: 1083-1094.

［16］ JR S W, MELL L K, ANDERSON P, et al. Consensus guidelines for delineation of clinical target volume for intensity-modulated pelvic radiotherapy in postoperative treatment of endometrial and cervical cancer. Int J Radiat Oncol Biol Phys, 2008, 71（2）: 428-434.

［17］ 殷蔚伯. 肿瘤放射治疗学. 4版. 北京: 中国协和医科大学出版社, 2008: 578-609.

［18］ GAY H A, BARTHOLD H J, O'MEARA E, et al. Pelvic normal tissue contouring guidelines for radiation therapy: a Radiation Therapy Oncology Group consensus panel atlas. Int J Radiat Oncol Biol Phys, 2012, 83（3）: e353-e362.

［19］ ABU-RUSTUM N R, YASHAR C M, BEAN S, et al. NCCN Guidelines Insights: Cervical Cancer, Version 1. 2020. J Natl Compr Canc Netw, 2020, 18（6）: 660-666.

［20］ GEORG P, GEORG D, HILLBRAND M, et al. Factors influencing bowel sparing in intensity modulated whole pelvic radiotherapy for gynaecological malignancies. Radiother Oncol, 2006, 80（1）: 19-26.

［21］ PETEREIT D G, SARKARIA J N, CHAPPELL R, et al. The adverse effect of treatment prolongation in cervical carcinoma. Int J Radiat Oncol Biol Phys, 1995, 32（5）: 1301-1307.

［22］ LANCIANO R M, PAJAK T F, MARTZ K, et al. The influence of treatment time on outcome for squamous cell cancer of the uterine cervix treated with radiation: a patterns-of-care study. Int J Radiat Oncol Biol Phys, 1993, 25（3）: 391-397.

［23］ JR S W, BERIWAL S, DEMANES D J, et al. American Brachytherapy Society consensus guidelines for adjuvant vaginal cuff brachytherapy after hysterectomy. Brachytherapy, 2012, 11（1）: 58-67.

［24］LANDONI F, COLOMBO A, MILANI R, et al. Randomized study between radical surgery and radiotherapy for the treatment of stage ⅠB-ⅡA cervical cancer: 20-year update. J Gynecol Oncol, 2017, 2 8（3）: e34.

［25］PÖTTER R, HAIE-MEDER C, VAN LIMBERGEN E, et al. Recommendations from gynaecological（GYN）GEC ESTRO working group（Ⅱ）: concepts and terms in 3D image-based treatment planning in cervix cancer brachytherapy-3D dose volume parameters and aspects of 3D image-based anatomy, radiation physics, radiobiology. Radiother Oncol, 2006, 78（1）: 67-77.

［26］CHEN J, CHEN X, HUANG M, et al. A fixed-jaw method to protect critical organs during intensity-modulated radiotherapy. Med Dosim, 2014, 39（4）: 325-329.

［27］张赫, 孔为民. 宫颈癌治疗后下肢淋巴水肿防治现状及研究进展. 医学综述, 2021, 27（3）: 503-507.

张云艳　李小凡　邓秀文　尤静　杨姗姗

第四章

子宫内膜癌根治性放射治疗

第一节 概　述

　　子宫内膜癌是发生于女性子宫内膜的一种上皮性恶性肿瘤,是女性生殖道常见的恶性肿瘤之一。根据世界卫生组织国际癌症研究机构(The International Agency for Research on Cancer,IARC)发布的 2020 年世界癌症报告显示,在女性中,子宫内膜癌是第六大常见癌症,2020 年新增 41.7 万例,死亡 9.7 万例。世界各地区的发病率相差有 10 倍之多,各地区的死亡率差异较小。自 20 世纪 90 年代末,许多国家的发病率都处于稳定或有所上升的状态。四分之三的患者是绝经后诊断的,中位年龄为 63 岁。患者多表现为阴道异常出血、阴道异常排液、下腹痛。晚期患者可触及下腹部增大的子宫,出现贫血或消瘦等其他全身症状。

第二节 病　理

　　子宫内膜癌的组织病理学类型有子宫内膜样腺癌、黏液性腺癌、浆液性腺癌、透明细胞腺癌、未分化癌、神经内分泌肿瘤、混合癌(由多种类型组成的癌,每种成分至少 10%),还包括混合上皮性和间叶性肿瘤(腺肌瘤)、非典型息肉样腺肌瘤、腺纤维瘤、腺肉瘤、癌肉瘤。其中子宫内膜样腺癌最常见,占 80%~90%,预后较好。浆液性癌及透明细胞癌组织学分级高,恶性程度高,来源于上皮和间充质成分的癌肉瘤是侵袭性肿瘤,预后较差。癌症基因组图谱(the cancer genome atlas,TCGA)将宫内膜癌分为四种分子亚型:① POLE 基因超突变亚型;②微卫星不稳定型;③低拷贝数型;④高拷贝数型。

第三节 分 期

对于无法接受手术治疗的患者仍采用 1971 年 FIGO 临床分期标准,如表 4-1 所示。

表 4-1 1971 年 FIGO 临床分期

分期	肿瘤范围
I 期	肿瘤局限于子宫体
I A	子宫腔深度 ≤8cm
I B	子宫腔深度 >8cm
II 期	肿瘤侵犯子宫颈
III 期	肿瘤侵犯至宫体外,但未超过真骨盆。盆腔内(阴道、宫旁组织可能受累,但未累及膀胱、直肠)
IV 期	肿瘤侵犯至真骨盆外,或明显侵犯膀胱、直肠黏膜。泡状水肿不属于IV期

第四节 适应证和禁忌证

一、适应证

子宫内膜癌的治疗方法包括手术、放射治疗、化学药物治疗和激素治疗,以综合治疗为主。I 期患者约占 80%,手术是首选的治疗方式。全子宫及双附件切除术是基本术式,如果宫颈受侵,建议行根治性或改良根治子宫切除术。

子宫内膜癌根治性放射治疗一般适用于不能耐受手术,晚期无法手术,伴有严重合并症(如肥胖、糖尿病、心血管疾病和肺部疾病),高龄等不宜手术的患者。根据患者不同情况选择单纯近距离治疗(brachytherapy, BT)或外照射联合近距离治疗。肿瘤局限于子宫体时,建议行外照射和 / 或近距离治疗;肿瘤侵犯宫颈时,建议行外照射联合近距离治疗。对于局部复发的肿瘤,可以行外照射 ± 近距离治疗 ± 全身治疗。全身化疗联合放射治疗可选择性用于宫颈受侵患者或用于术前新辅助治疗。还可用于复发、转移患者以及高级别子宫内膜样、浆液性或透明细胞样癌,激素受体阴性,生长迅速或侵袭性生长及对激素治疗不敏感的患者。激素治疗可用于低级别子宫内膜样癌、激素受体阳性、肿瘤生长缓慢的患者。

二、禁忌证

放射治疗无绝对禁忌证。相对禁忌证为肿瘤或肿瘤周围组织有广泛坏死和严重感染者、骨髓抑制者、恶病质者。

第五节 放射治疗前准备

一、实验室检查

1. **常规检查** 血常规、尿常规、生化检查、凝血功能。
2. **肿瘤标志物** CEA、CA12-5。
3. **感染性疾病筛查**。
4. **其他** 雌激素受体(estrogen receptor, ER),孕酮受体(progesterone receptor, PR)为后续治疗提供依据。

二、影像学检查

1. **盆腔 MRI** MRI 能更清晰地显示肿瘤的浸润深度、宫颈侵犯程度以及淋巴结转移情况。增强扫描使组织对比更加强烈,便于区分各解剖结构,为勾画靶区提供方便。
2. **腹盆腔 CT** 判断腹盆部淋巴结转移情况和脏器累及情况。对于评估盆腔范围内的疾病,不如 MRI 敏感。CT 在鉴别淋巴结转移方面不如 PET/CT 或 MRI 准确。美国放射学会认为,在需要预处理评估的患者中,MRI 优于 CT 和超声,PET/CT 成像能更加准确地评估淋巴结肿大。
3. **胸部 CT/X 线片** 用于判断肺部转移情况。
4. **其他** 腹部超声、颈部淋巴结超声、泌尿系统超声等。

三、病理

脱落细胞学检查阳性率低,更推荐在宫腔镜下对病变部位取材进行活检。也可进行分段诊断性刮宫,将标本分别标记送检,以确诊或排除子宫内膜癌。

第六节　技术流程

子宫内膜癌外照射技术流程,如图 4-1 所示。

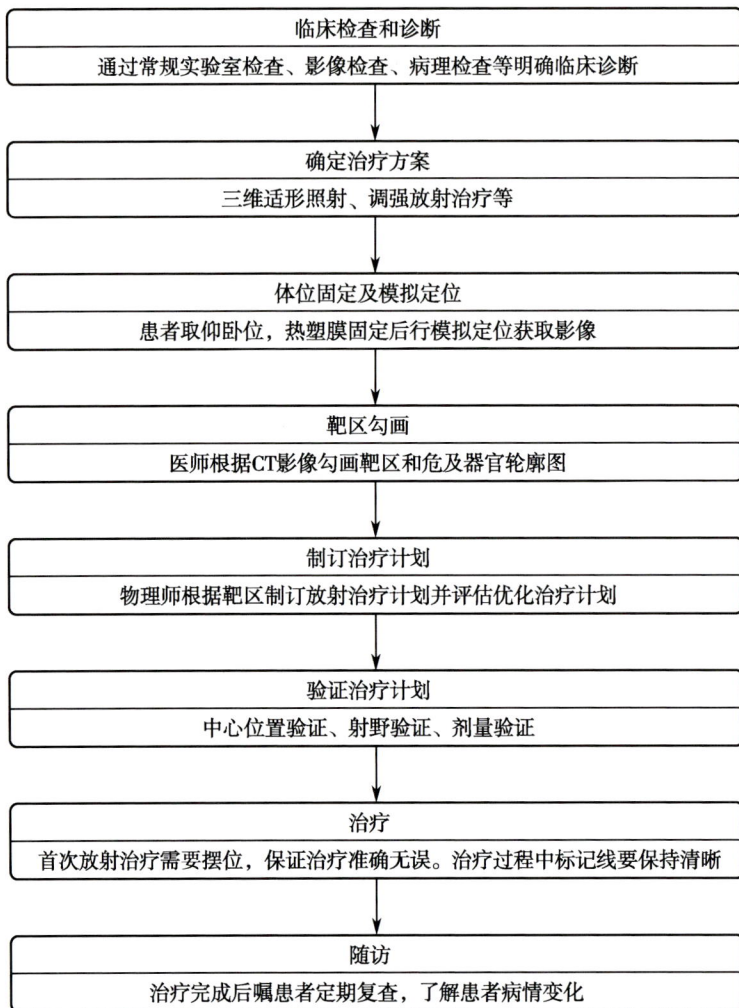

临床检查和诊断
通过常规实验室检查、影像检查、病理检查等明确临床诊断

确定治疗方案
三维适形照射、调强放射治疗等

体位固定及模拟定位
患者取仰卧位,热塑膜固定后行模拟定位获取影像

靶区勾画
医师根据CT影像勾画靶区和危及器官轮廓图

制订治疗计划
物理师根据靶区制订放射治疗计划并评估优化治疗计划

验证治疗计划
中心位置验证、射野验证、剂量验证

治疗
首次放射治疗需要摆位,保证治疗准确无误。治疗过程中标记线要保持清晰

随访
治疗完成后嘱患者定期复查,了解患者病情变化

图 4-1　子宫内膜癌外照射技术流程

子宫内膜癌近距离治疗技术流程,如图 4-2 所示。

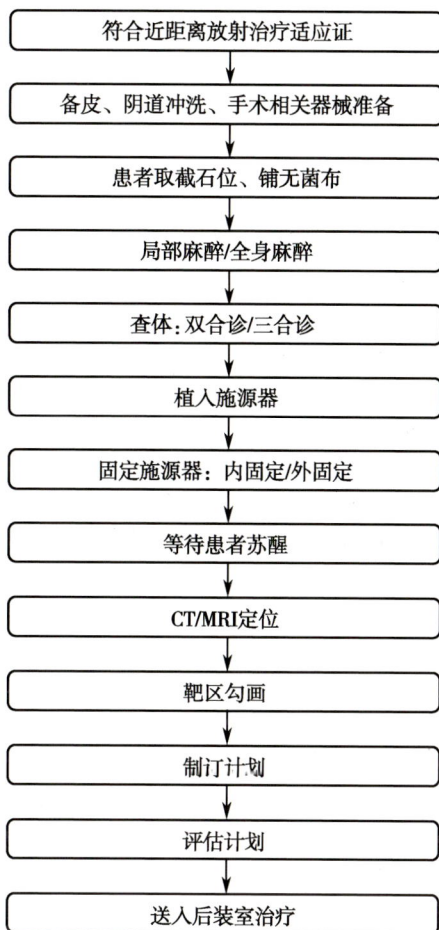

```
┌──────────────────────────────┐
│      符合近距离放射治疗适应证      │
└──────────────────────────────┘
              ↓
┌──────────────────────────────┐
│  备皮、阴道冲洗、手术相关器械准备   │
└──────────────────────────────┘
              ↓
┌──────────────────────────────┐
│      患者取截石位、铺无菌布        │
└──────────────────────────────┘
              ↓
┌──────────────────────────────┐
│        局部麻醉/全身麻醉          │
└──────────────────────────────┘
              ↓
┌──────────────────────────────┐
│      查体:双合诊/三合诊          │
└──────────────────────────────┘
              ↓
┌──────────────────────────────┐
│          植入施源器              │
└──────────────────────────────┘
              ↓
┌──────────────────────────────┐
│    固定施源器:内固定/外固定      │
└──────────────────────────────┘
              ↓
┌──────────────────────────────┐
│          等待患者苏醒            │
└──────────────────────────────┘
              ↓
┌──────────────────────────────┐
│          CT/MRI定位             │
└──────────────────────────────┘
              ↓
┌──────────────────────────────┐
│            靶区勾画              │
└──────────────────────────────┘
              ↓
┌──────────────────────────────┐
│            制订计划              │
└──────────────────────────────┘
              ↓
┌──────────────────────────────┐
│            评估计划              │
└──────────────────────────────┘
              ↓
┌──────────────────────────────┐
│          送入后装室治疗          │
└──────────────────────────────┘
```

图 4-2　子宫内膜癌近距离治疗技术流程

第七节　外　照　射

一、定位

1. 定位前准备　患者定位前排空直肠,适当充盈膀胱、显影小肠。建议行 CT 增强扫描,定位患者空腹。根据经验安排患者喝水憋尿。可推荐饮水 500mL(含碘化醇造影剂 10mL),憋尿 30 分钟,以充盈膀胱和使小肠显影。

2. **体位固定**　用真空垫或热塑体膜进行体位固定。患者通常呈仰卧位,双上肢上举,双腿并拢平放,如图 4-3 所示。

3. **CT 扫描**　建议行 CT 增强扫描,以明确肿瘤累及范围,如图 4-4 所示。在条件允许的情况下,建议在膀胱充盈和排空的情况下分别进行扫描,观察膀胱体积变化和阴道断端的相关运动,以便勾画内靶区。扫描范围:上界为第 1 腰椎上缘,下界为坐骨结节下 5cm。扫描层厚为 3~5mm。

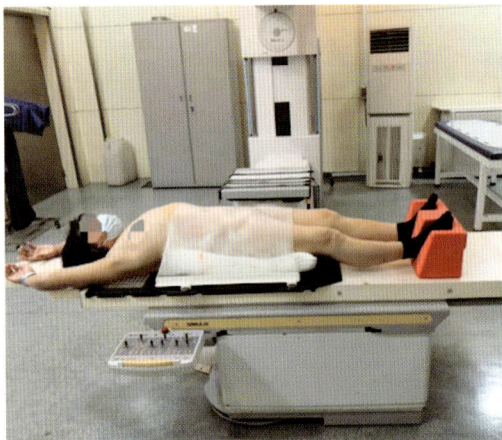

图 4-3　体位固定(仰卧位同时固定上下躯干)　　图 4-4　CT 增强扫描模拟定位

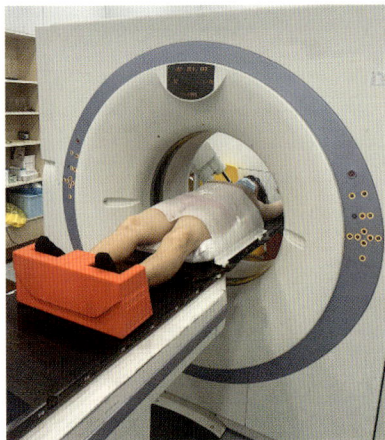

二、靶区勾画

GTV 为原发肿瘤和盆腔内转移肿瘤部位,CTV 包括髂总、髂外、髂内、闭孔淋巴引流区,全部子宫,宫旁及阴道上段和阴道旁组织。如有宫颈受侵,还应包括骶前淋巴引流区,如图 4-5 所示。延伸野照射包括盆腔野和腹主动脉旁淋巴引流区,靶区上界至少高出肾血管水平 1~2cm。

三、照射技术与剂量分割模式

目前,外照射通常采用调强放射治疗。

1. **推荐剂量**　45~50Gy/25 次,每次 1.8~2.0Gy,每周 5 次。近距离治疗不可行的情况下,可以应用调强放射治疗或立体定向放射治疗使子宫肿瘤部位的总剂量≥65Gy。

2. **危及器官剂量限值**　危及器官主要包括乙状结肠、直肠、膀胱及小肠。剂量限值建议:乙状结肠、直肠 $V_{40}<75\%$、$V_{30}<95\%$;膀胱 $V_{40}<60\%$、$V_{30}<80\%$;小肠(照射主动脉旁淋巴引流区时)$V_{40}<300cm^3$、$V_{30}<650cm^3$;小肠(未照射主动脉旁淋巴引流区时)$V_{40}<250cm^3$、$V_{30}<500cm^3$。

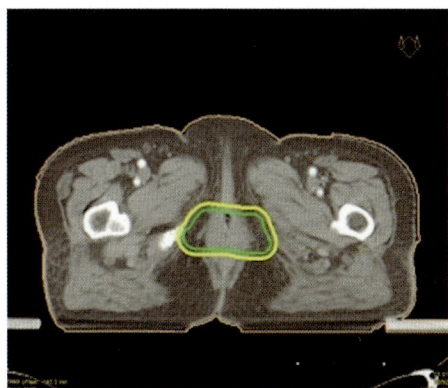
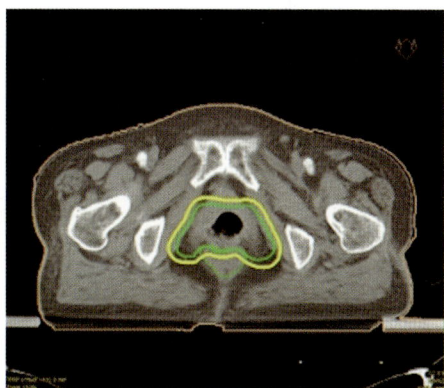
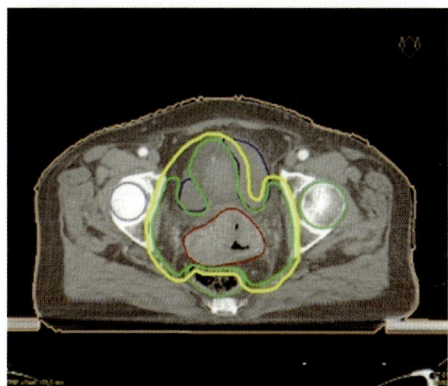
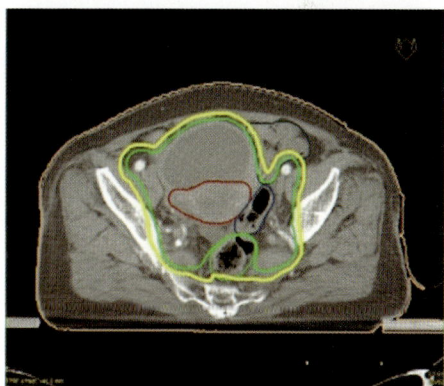
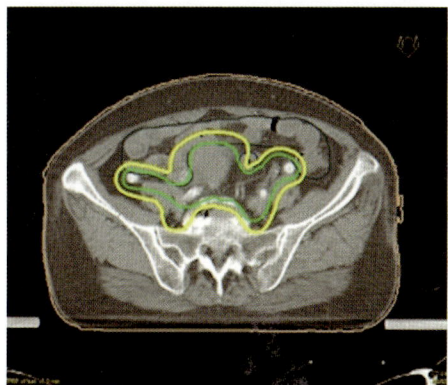
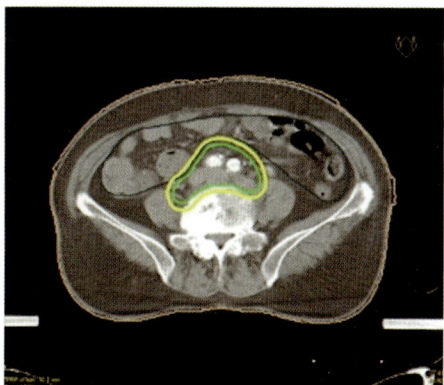

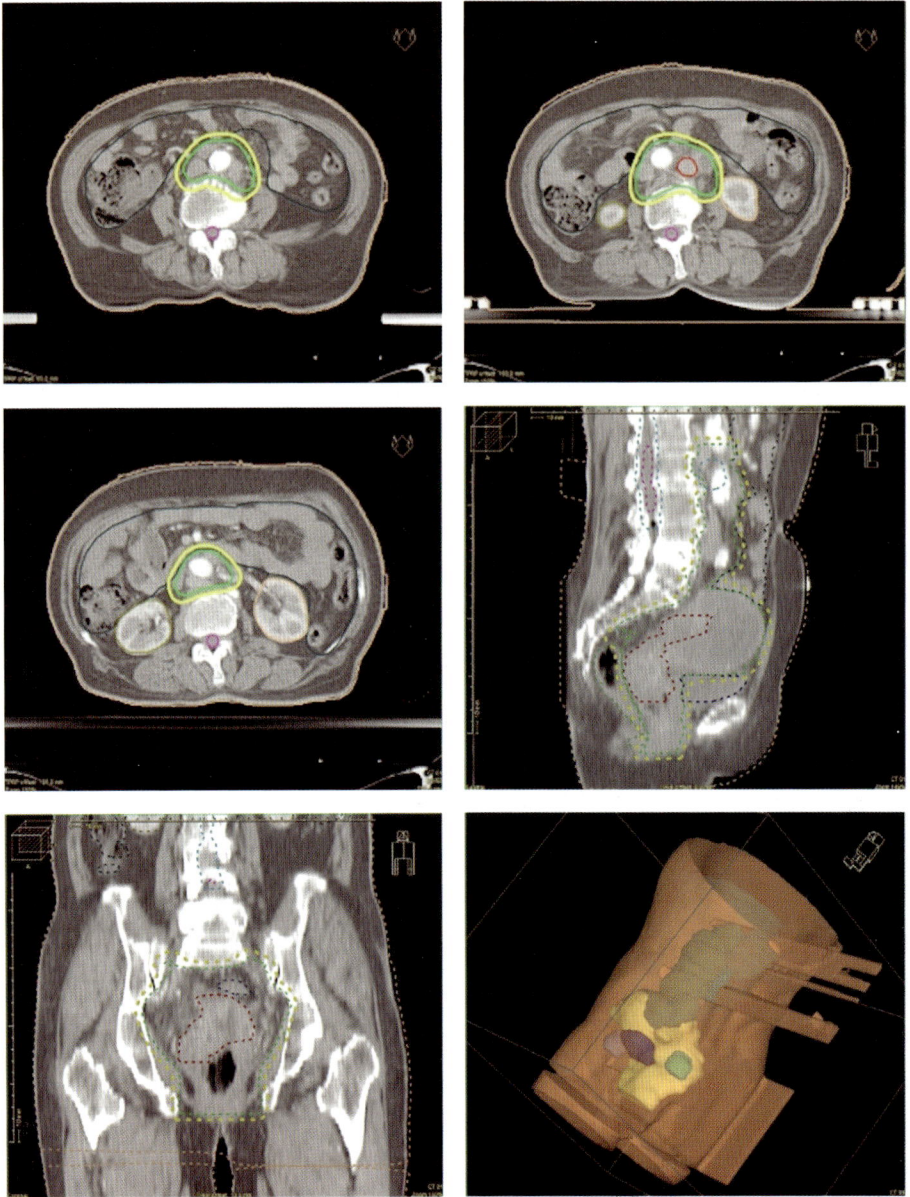

图 4-5　原发子宫内膜癌外照射靶区图示（GTV 为红色，CTV 为绿色，PTV 为黄色）

第八节　近距离治疗

近距离治疗包括二维近距离治疗和三维近距离治疗。推荐采用三维近距离治疗。本章节主要介绍 MRI 引导的三维近距离治疗。

一、定位与扫描条件

患者呈仰卧位，双腿呈伸直状态，进行 MRI 扫描。第一次行治疗时膀胱为排空状态，医生根据 MRI 影像勾画靶区，物理师制订计划，若各组织器官均在正常剂量范围内，则开始治疗。若计划提示小肠剂量较高，膀胱剂量低，则在下一次行近距离治疗时，需要充盈膀胱以降低小肠剂量。

二、技术流程

子宫内膜癌单纯近距离放射治疗多采用腔内近距离放射治疗。腔内近距离放射治疗一般可以在无麻醉的情况下进行，若患者疼痛明显，可给予口服或肌内注射止疼药。准备好一次性医用垫、T 形固定带、腹带及其他手术相关器械。置入施源器前进行备皮及阴道冲洗工作（图 4-6），患者取截石位（图 4-7）。消毒，铺巾。局部麻醉或全身麻醉后采用双合诊及三合诊进行查体。留置导尿管。选择大小合适的施源器，超声引导下进行置入（图 4-8）。以腔内施源器为主，没有腔内施源器的单位可以选择组织间插植技术，超声引导下指导进针深度和位置。放置好施源器后采用棉球或纱布填塞进行内固定，可采用固定装置，如 T 形固定带进行外固定。待患者苏醒后行 CT 或 MRI 模拟定位。在 CT 和 MRI 为基础的影像上勾画靶区，制订评估治疗计划后将患者送入后装室进行治疗（图 4-9）。

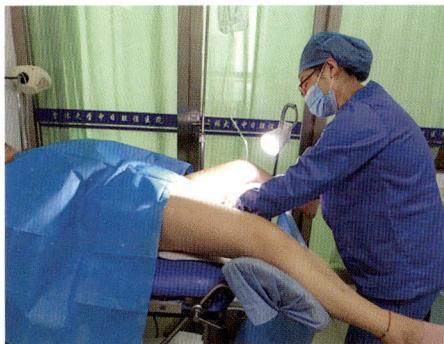

图 4-6　阴道冲洗

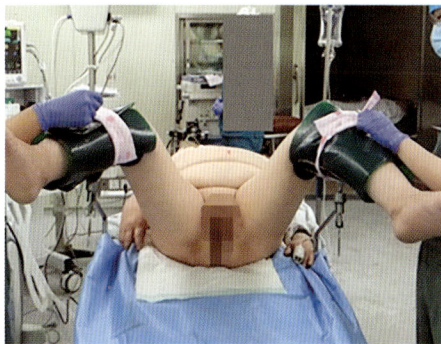

图 4-7　患者截石位固定

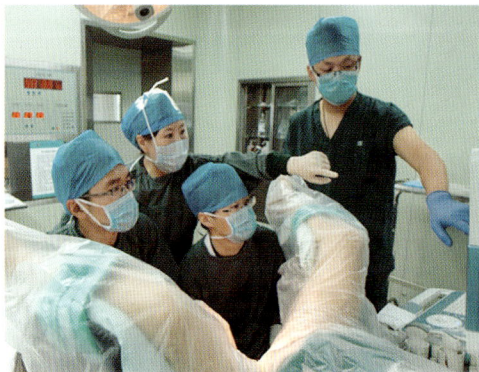

图 4-8   超声引导下置入施源器

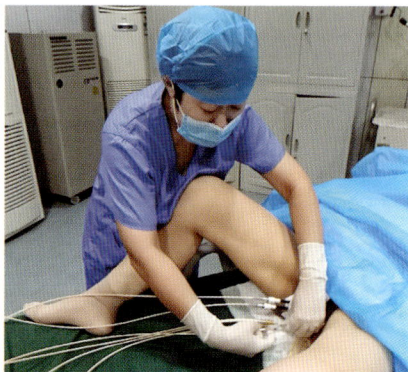

图 4-9   连接施源器并确认导管连接顺序

三、靶区勾画

根据 2015 年 ABS 发布的《临床上不能手术的子宫内膜癌近距离治疗共识》，GTV 定义为 T_2 加权 MRI 中可见的异常影像；CTV 包括整个子宫、子宫颈和阴道上部 1~2 cm（图 4-10）。2000 年发布的《子宫内膜癌高剂量率近距离治疗 ABS 建议》将 CTV 定义为整个子宫、子宫颈和阴道上部 3~5cm。

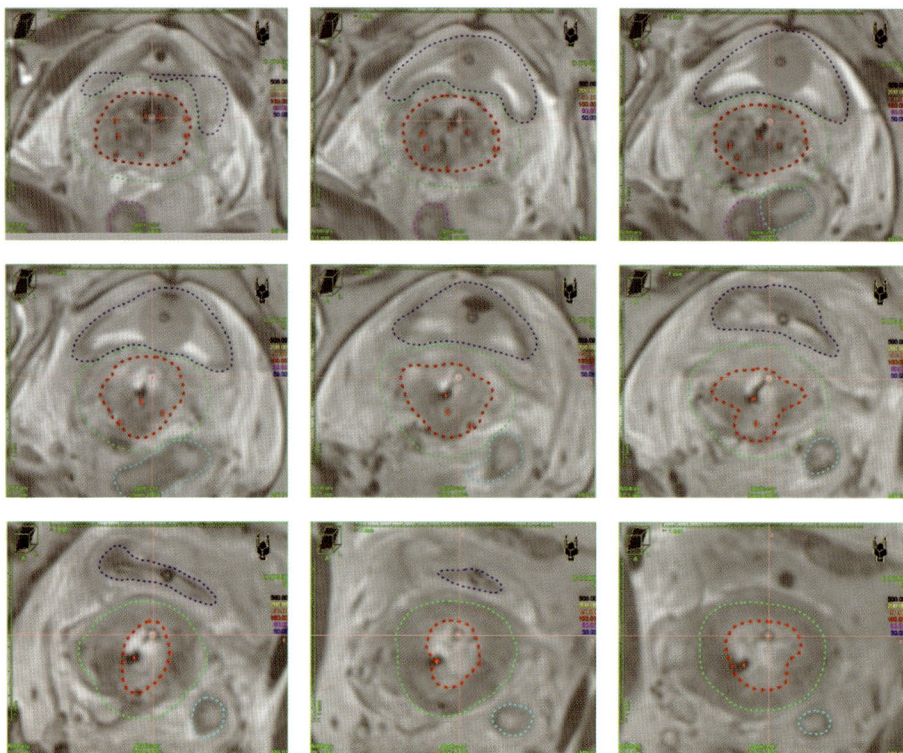

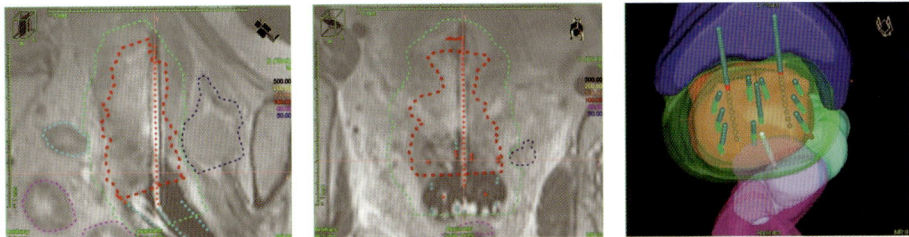

图 4-10　原发子宫内膜癌近距离治疗靶区图示（红色线为 GTV，绿色线为 CTV）

四、照射技术与剂量分割模式

建议有条件的单位采用三维近距离治疗方式。

1. 子宫内膜癌放射治疗多采用近距离治疗联合外照射。外照射：45~50Gy/25 次。近距离治疗：6~8Gy×6~8 次，每周 1 次。基于 MRI 的近距离治疗计划：GTV≥80Gy、CTV≥65Gy。早期子宫内膜癌单纯近距离治疗：GTV≥80Gy，CTV≥48Gy。

2. **危及器官剂量限值**　危及器官主要包括乙状结肠、直肠、膀胱及小肠。外照射联合近距离治疗时危及器官剂量限值建议，乙状结肠、直肠 $D2_{cm^3}$：65~75Gy；膀胱 $D2_{cm^3}$：80~90Gy；小肠 $D2_{cm^3}$：70~75Gy。

第九节　注 意 事 项

一、外照射

子宫内膜癌外照射中会出现的毒副反应主要有疼痛、疲劳、皮肤反应、泌尿生殖道反应、胃肠道反应、血液学反应和软组织反应等。

1. **全身反应**　放射治疗引起的血常规改变主要为白细胞下降，白细胞严重降低时可给予适当的升白细胞药物。放射治疗后期，患者可能出现皮肤脱皮和皮肤纤维化，放射治疗过程中可给予皮肤防护剂，减轻皮肤损伤。由于肿瘤组织坏死吸收、骨髓抑制、免疫功能减退易合并病毒或细菌感染，因此，部分患者可能出现发热症状，在对症治疗后均可缓解。

2. **胃肠道反应**　是外放射治疗过程中十分常见的副反应，典型症状有恶心、呕吐、腹胀、腹泻、腹痛等，严重时可发生便血。目前 CT 和 MRI 图像引导下的精确放射治疗很少发生严重的毒副反应。

3. **泌尿生殖道反应**　主要表现为尿频、尿急、尿痛等膀胱刺激症状。少部分患者可出现卵巢功能丧失。IMRT 比三维适形放射治疗的早期泌尿生殖道毒性要少。

二、近距离治疗

在子宫内膜癌近距离放射治疗中会出现毒副反应,除外照射相关的毒副反应外,还包括出血、穿孔、感染、阴道裂伤等。Huang K 等的研究显示,在对 40 例局部复发宫体癌行组织间插植近距离治疗时,个别患者出现晚期 3~4级毒性反应,包括直肠出血、放射性坏死、直肠阴道瘘、膀胱炎、继发性骨关节炎。

1. 子宫穿孔　在宫腔操作时发现患者突然出现下腹痛,探宫腔已超过正常深度而无宫底感或阻力突然消失时,应考虑子宫穿孔。在近距离治疗过程中,应选择大小合适的施源器,以避免施源器尺寸过大对阴道造成损伤,并在超声引导下放置,避免子宫穿孔的发生。

2. 出血　对于出血的患者,应及时给予压迫止血或纱布填塞止血,必要时可给予血凝酶等止血药物。

3. 感染　操作过程中应严格遵守无菌原则,降低感染。

医生有必要对子宫内膜癌患者定期随访。应特别注意预防和及时处理放射治疗相关的毒副反应。例如,通过常规使用阴道灌洗、阴道扩张器和局部措施可以防止阴道缩短和狭窄。及时对症治疗可以使膀胱、直肠和小肠的慢性炎症在一定程度上得到缓解。

第十节　预　　后

van der Steen-Banasik E 等对不能手术仅接受放射治疗的患者进行了系统回顾。共分析了 25 篇文章,2 694 名患者接受了根治性放射治疗。1 278 例患者接受了外照射联合近距离治疗,1 383 例患者接受单纯近距离治疗,33 例接受单纯外照射。

结果显示 1 322 名患者的 5 年疾病特异性生存率为 78.5%。1 210 名患者 5 年局部控制率为 79.9%。2 027 名患者的 5 年总体生存率为 53.2%。其中 24篇文章报道了与治疗相关的毒副反应。平均 1.6% 的患者因严重并发症需要手术治疗。严重晚期并发症的发生在接受外照射联合近距离治疗的患者中更为常见,平均发生率为 3.7%,而接受单纯近距离治疗和单纯外照射的患者分别为 2.8% 和 2.1%。上述结果表明,对于不可手术的子宫内膜癌患者,单纯行

外照射和 / 或近距离治疗是可行的，且耐受性良好。由于不能手术的子宫内膜癌的罕见性，目前仍缺乏高质量的证据。

参 考 文 献

［1］SUNG H，FERLAY J，SIEGEL R L，et al. Global cancer statistics 2020：GLOBOCAN estimates of incidence and mortality worldwide for 36 cancers in 185 countries. CA Cancer J Clin，2021，71（3）：209-249.

［2］BHATLA N，DENNY L. FIGO Cancer Report 2018. Int J Gynaecol Obstet，2018，143（Suppl 2）：2-3.

［3］PODZIELINSKI I，RANDALL M E，BREHENY P J，et al. Primary radiation therapy for medically inoperable patients with clinical stage Ⅰ and Ⅱ endometrial carcinoma. Gynecol Oncol，2012，124（1）：36-41.

［4］ACHARYA S，PERKINS S M，DEWEES T，et al. Brachytherapy Is Associated With Improved Survival in Inoperable Stage I Endometrial Adenocarcinoma：A Population-Based Analysis. Int J Radiat Oncol Biol Phys，2015，93（3）：649-657.

［5］COON D，BERIWAL S，HERON D E，et al. High-dose-rate Rotte "Y" applicator brachytherapy for definitive treatment of medically inoperable endometrial cancer：10-year results. Int J Radiat Oncol Biol Phys，2008，71（3）：779-783.

［6］NCCN. Uterine Neoplasms. NCCN Clinical Practice Guidelines in Oncology. 2020.

［7］PALISOUL M，MUTCH D G. The clinical management of inoperable endometrial carcinoma. Expert Rev Anticancer Ther，2016，16（5）：515-521.

［8］SCHWARZ J K，BERIWAL S，ESTHAPPAN J，et al. Consensus statement for brachytherapy for the treatment of medically inoperable endometrial cancer. Brachytherapy，2015，14（5）：587-599.

［9］GILL B S，KIM H，HOUSER C，et al. Image-based three-dimensional conformal brachytherapy for medically inoperable endometrial carcinoma. Brachytherapy，2014，13（6）：542-547.

［10］BEDDY P，O'NEILL A C，YAMAMOTO A K，et al. FIGO staging system for endometrial cancer：added benefits of MR imaging. Radiographics，2012，32（1）：241-254.

［11］CRIVELLARO C，SIGNORELLI M，GUERRA L，et al. Tailoring systematic lymphadenectomy in high-risk clinical early stage endometrial cancer：the role of 18F-FDG PET/CT. Gynecol Oncol，2013，130（2）：306-311.

［12］ANTONSEN S L，JENSEN L N，LOFT A，et al. MRI，PET/CT and ultrasound in the preoperative staging of endometrial cancer–a multicenter prospective comparative study. Gynecol Oncol，2013，128（2）：300-308.

［13］SELMAN T J，MANN C H，ZAMORA J，et al. A systematic review of tests for lymph node status in primary endometrial cancer. BMC Womens Health，2008，8：8.

［14］CONCIN N，MATIAS-GUIU X，VERGOTE I，et al. ESGO/ESTRO/ESP guidelines for the management of patients with endometrial carcinoma. Int J Gynecol Cancer，2021，31（1）：12-39.

［15］DE BOER S M, POWELL M E, MILESHKIN L, et al. Toxicity and quality of life after adjuvant chemoradiotherapy versus radiotherapy alone for women with high-risk endometrial cancer（PORTEC-3）: an open-label, multicentre, randomised, phase 3 trial. Lancet Oncol, 2016, 17（8）: 1114-1126.

［16］TA M-H, SCHERNBERG A, GIRAUD P, et al. Comparison of 3D conformal radiation therapy and intensity-modulated radiation therapy in patients with endometrial cancer: efficacy, safety and prognostic analysis. Acta Oncol, 2019, 58（8）: 1127-1134.

［17］NAG S, ERICKSON B, PARIKH S, et al. The American Brachytherapy Society recommendations for high-dose-rate brachytherapy for carcinoma of the endometrium. Int J Radiat Oncol Biol Phys, 2000, 48（3）: 779-790.

［18］HUANG K, D'SOUZA D, PATIL N, et al. High-dose-rate interstitial brachytherapy for the treatment of high-volume locally recurrent endometrial carcinoma. Brachytherapy, 2016, 15（5）: 543-548.

［19］VAN DER STEEN-BANASIK E, CHRISTIAENS M, SHASH E, et al. Systemic review: Radiation therapy alone in medical non-operable endometrial carcinoma. Eur J Cancer, 2016, 65: 172-181.

程光惠　施丹

第五章

子宫内膜癌术后放射治疗

第一节 概　　述

子宫内膜癌出现症状早,确诊比较容易,早期患者占 80%,根治性手术是首选的治疗方式。术后根据不同的危险因素进行辅助治疗。晚期患者可进行减瘤手术,术后辅助治疗。对于术后患者,全身化疗可选择性用于术后ⅠB 期 G3、Ⅱ期患者(NCCN 2B 类证据),推荐用于Ⅲ期、Ⅳ期患者。还可用于复发、转移患者,以及高级别子宫内膜样、浆液性或透明细胞样癌,激素受体阴性,生长迅速或侵袭性生长及对激素治疗不敏感的子宫内膜癌患者。激素治疗可用于低级别子宫内膜样癌、激素受体阳性、肿瘤生长缓慢的患者。放射治疗适用于各期子宫内膜癌的治疗,可以单纯照射,也可以配合手术治疗。

第二节 分　　期

子宫内膜癌术后分期目前采用 FIGO 2009 年手术病理分期和美国癌症联合委员会(American Joint Committee on Cancer,AJCC)第 8 版肿瘤 - 淋巴结 - 远处转移(tumor-node-metastases,TNM)分期标准,如表 5-1、表 5-2、表 5-3 所示。手术病理学分期需通过全面分期手术,对子宫、输卵管、卵巢及淋巴结等进行病理学评估后进行分期。

表 5-1　子宫内膜癌手术病理分期

T 分期	FIGO 分期	原发肿瘤
Tx		原发肿瘤无法评估
T0		无原发肿瘤的证据
Tis		原位癌
T1	I	肿瘤局限于宫体,包括宫颈腺体受累
T1a	I A	肿瘤局限于子宫内膜或侵犯小于子宫肌层的 1/2
T1b	I B	肿瘤侵犯子宫肌层的 1/2 或以上
T2	II	肿瘤侵犯宫颈间质结缔组织但未浸润超出子宫,不包括宫颈腺体受累
T3	III	肿瘤侵犯浆膜、附件、阴道或宫旁
T3a	IIIA	肿瘤侵犯浆膜和 / 或附件(直接浸润或转移)
T3b	IIIB	阴道受侵(直接浸润或转移)或宫旁受侵
T4	IVA	肿瘤侵犯膀胱黏膜和 / 或肠黏膜(泡状水肿不属于 T4)
N 分期	**FIGO 分期**	**区域淋巴结**
NX		区域淋巴结无法评估
N0		无区域淋巴结转移
N0(i+)		区域淋巴结见孤立性肿瘤细胞群,≤0.2mm
N1	IIIC1	盆腔淋巴结转移
N1mi	IIIC1	盆腔淋巴结转移(0.2mm< 直径≤2.0mm)
N1a	IIIC1	盆腔淋巴结转移(直径 >2.0mm)
N2	IIIC2	腹主动脉旁淋巴结转移,伴或不伴盆腔淋巴结转移
N2mi	IIIC2	腹主动脉旁淋巴结转移(0.2mm< 直径≤2.0mm),伴或不伴盆腔淋巴结转移
N2a	IIIC2	腹主动脉旁淋巴结转移(直径 >2.0mm),伴或不伴盆腔淋巴结转移
M 分期	**FIGO 分期**	**远处转移**
M0		无远处转移
M1	IVB	有远处转移(包括转移至腹股沟淋巴结、腹腔内、肺、肝或骨,但不包括转移至盆腔淋巴结或腹主动脉旁淋巴结、阴道、子宫浆膜或附件)

表 5-2　组织学分级

G	组织学分级	G	组织学分级
GX	分级无法评估	G2	分化中等
G1	分化好	G3	分化差或未分化

表 5-3　AJCC 预后分期分组

分期	T	N	M
Ⅰ期	T1	N0	M0
ⅠA 期	T1a	N0	M0
ⅠB 期	T1b	N0	M0
Ⅱ期	T2	N0	M0
Ⅲ期	T3	N0	M0
ⅢA 期	T3a	N0	M0
ⅢB 期	T3b	N0	M0
ⅢC1 期	T1~T3	N1/N1mi/N1a	M0
ⅢC2 期	T1~T3	N2/N2mi/N2a	M0
ⅣA 期	T4	任何 N	M0
ⅣB 期	任何 T	任何 N	M1

第三节　适应证和禁忌证

一、适应证

根据术中探查情况及术后病理检查结果,决定术后是否需要行放射治疗及其方法和剂量。不同患者还要根据病变情况采取个体化原则进行治疗。

表 5-4 为 2021 年欧洲妇科肿瘤学会(European Society of Gynaecological Oncology,ESGO)、欧洲放射肿瘤学会(European Society for Radiotherapy and Oncology,ESTRO)和欧洲病理学会(European Society of Pathology,ESP)共同更新的《ESGO-ESTRO-ESP 子宫内膜癌患者管理指南》术后辅助治疗原则。

表 5-4 《ESGO-ESTRO-ESP 子宫内膜癌患者管理指南》术后辅助治疗原则

危险分组	危险分组描述	辅助治疗原则
低危	ⅠA 期子宫内膜样癌 +G1~G2+ 无 LVSI 或局部病灶浸润	不建议行辅助放射治疗
中危	ⅠB 期子宫内膜样癌 +G1~G2+ 无 LVSI 或局部病灶浸润 ⅠA 期子宫内膜样癌 +G3+ 无 LVSI 或局部病灶浸润 ⅠA 期非子宫内膜样癌（浆液性癌、透明细胞癌、未分化癌、癌肉瘤、混合癌），无子宫肌层侵犯	VBT 可减少阴道复发 对于年龄 <60 岁的患者，可考虑不行 VBT
高 - 中危	Ⅰ期子宫内膜样癌 + 大量 LVSI，无论分级和子宫肌层侵犯深度 ⅠB 期子宫内膜样癌 +G3 ± LVSI Ⅱ期	淋巴结清扫术后分期为 pN0： 辅助 VBT 可减少阴道复发 大量 LVSI 和Ⅱ期患者可以考虑行 EBRT G3 和 / 或大量 LVSI 患者，可以考虑辅助化疗 未行淋巴结分期手术 cN0/pNx： 大量 LVSⅠ和 / 或Ⅱ期患者，建议行辅助 EBRT G3 和 / 或大量 LVSI 的患者，可以给予辅助化疗 G3、LVSⅠ阴性和Ⅱ期 G1 子宫内膜样癌患者，可以考虑单纯辅助 VBT
高危	Ⅲ~ⅣA 期子宫内膜样癌，无残留疾病 Ⅰ~ⅣA 期非子宫内膜样癌（浆液性癌、透明细胞癌、未分化癌、癌肉瘤、混合癌）伴子宫肌层侵犯，无残留疾病	建议行 EBRT 同步化疗或序贯放疗，单纯化疗也是一种选择 对于Ⅲ~Ⅳ期患者，建议行化疗 ± EBRT ± VBT

　　注：阴道近距离治疗（vaginal brachytherapy, VBT）；体外放射治疗（external beam radiotherapy, EBRT）；淋巴血管间隙受侵（lymphovascular space invasion, LVSI）。

　　《NCCN 子宫肿瘤临床实践指南（2020 版）》推荐治疗原则，如表 5-5 所示。以下为其他常用指南的危险因素定义。

表 5-5　《NCCN 宫体肿瘤临床实践指南（2020 版）》辅助治疗原则

FIGO 分期	组织学分级	辅助治疗原则
ⅠA	G1、G2	首选观察 或 如果存在 LVSI 和 / 或年龄≥60 岁，考虑行 VBT[a]
	G3	首选 VBT 或 如果没有肌层浸润，考虑观察 或 如果有高 - 中危险因素，考虑行 EBRT[b]（2B 类证据）
ⅠB	G1	首选 VBT 或 如果没有其他不良危险因素，考虑观察[b,c]
	G2	首选 VBT 或 如果有高 - 中危险因素，考虑行 EBRT[b] 或 如果没有其他不良危险因素，考虑观察[d]
	G3	放射治疗（EBRT 和 / 或 VBT）± 系统性治疗[d] （系统性治疗是 2B 类证据）
Ⅱ	G1~G3	首选 EBRT 和 / 或 VBT[e] ± 系统性治疗（系统性治疗是 2B 类证据）
Ⅲ~Ⅳ		系统性治疗 ± EBRT ± VBT[f]

　　注：[a] 如果存在 2 个危险因素，强烈建议行 VBT。[b] 按照 GOG 249 实验定义高中危险因素：年龄为 50~69 岁伴有 2 个危险因素，或年龄 <50 岁伴有 3 个危险因素，或年龄≥18 岁伴有三个危险因素。危险因素包括：G2 或 G3、肌层浸润至外半部、LVSI。[c] 潜在的不良危险因素：年龄≥60 岁，侵犯深度，和 / 或 LVSI。[d] 行"外照射 ± 系统性治疗"的危险因素包括：年龄、LVSI、肌层浸润深度。危险因素是连续变量，年龄越大（特别是 >60 岁），LVSI 越广泛，肌层浸润越深（>50%），复发风险越高。此外，当存在的危险因素越多时，复发风险也越高。[e] 对低级别病变同时手术分期无异常发现或微小浸润病例 VBT 也是选择之一。已行广泛全子宫切除且切缘阴性者也可选择观察。[f] 联合治疗取决于对局部和远处转移风险的评估。综合治疗是ⅢC 期疾病的首选。

1. 国际妇产科联盟（International Federation of Gynecology and Obstetrics，FIGO）标准。

（1）低危因素：G1~G2 且 <50% 子宫肌层浸润或只有单个危险因素。

（2）高中危因素：（至少 2 种因素）年龄 >60 岁、深子宫肌层浸润、G3、浆液性或透明细胞组织学、LVSI。

（3）高危因素：Ⅰ~Ⅱ期（G3 和深肌层浸润和 / 或 LVSI、不良组织学类型、不良分子因素）。

2. 美国放射肿瘤学学会（American Society for Radiation Oncology，ASTRO）标准。

（1）低危因素：Ⅰ期 +G1~G2+<50% 子宫肌层浸润和子宫内膜样癌，无 LVSI 或宫颈间质受累。

（2）高中危因素：Ⅰ期 /Ⅱ期 + 深子宫肌层浸润、G3、LVSI、和 / 或年龄较大。

（3）高危因素：Ⅲ期 + 深肌层浸润 +G3。其他研究也将此组定义为Ⅲ~Ⅳ期局限于腹膜内。

3. 欧洲肿瘤医学协会（European Society for Medical Oncology，ESMO）ESGO-ESTRO 标准。

（1）低危因素：Ⅰ期子宫内膜样癌 +G1~G2+<50% 子宫肌层侵犯 + 无 LVSI。

（2）中危因素：Ⅰ期子宫内膜样癌 +G1~G2+≥0% 子宫肌层侵犯 + 无 LVSI。

（3）高 - 中危因素：Ⅰ期子宫内膜样癌 +G3+<50% 子宫肌层侵犯 ± LVSI；Ⅰ期子宫内膜样癌 +G1~G2+LVSI，无论子宫肌层侵犯深度。

（4）高危因素：Ⅰ期子宫内膜样癌 +G3+≥50% 子宫肌层侵犯 ± LVSI；Ⅱ期；Ⅲ期子宫内膜样癌，无残留疾病；非子宫内膜样癌（浆液性癌、透明细胞癌、未分化癌、癌肉瘤）。

各种指南、建议总结如下，通过评价术后病理组织学分级、子宫肌层浸润深度、LVSI、病理类型、年龄等危险因素决定下一步综合治疗。

二、禁忌证

1. 无绝对禁忌证。

2. 相对禁忌证

（1）肿瘤或肿瘤周围组织有广泛坏死和严重感染者。

（2）骨髓抑制患者。

（3）恶病质。

第四节　放射治疗前准备

所有患者在治疗前都必须询问完整病史,确认手术情况和手术病理结果,进行包括妇科检查在内的体格检查,同时影像学检查评估术后盆腔内的情况。建议与妇科手术医生进行沟通,以便更明确患者手术情况,更有利于术后辅助治疗方案的制定。

一、实验室检查

1. **常规检查**　血尿常规、生化检查。
2. **肿瘤标志物**　CEA、CA12-5。
3. **感染性疾病筛查**。
4. **其他**　检测 ER、PR 状态为后续治疗提供依据。

二、影像学检查

影像学检查以评估术后盆腔内情况及全身累及情况。盆腔 MRI 和 CT 能清晰地显示盆腔内淋巴结转移情况。增强扫描使组织对比更加强烈,便于区分各解剖结构,为勾画靶区提供方便。有可疑转移病灶时可以考虑行 PET/CT 检查评估。其他相关检查用于有内科合并症的患者以评估全身情况。

第五节　技　术　流　程

外照射技术流程同第四章第六节,关于子宫内膜癌根治性放射治疗的外照射流程的内容。近距离治疗技术流程如图 5-1 所示。

```
┌─────────────────────────────────┐
│      符合近距离放射治疗适应证       │
└─────────────────────────────────┘
                 ↓
┌─────────────────────────────────┐
│   备皮、阴道冲洗、手术相关器械准备   │
└─────────────────────────────────┘
                 ↓
┌─────────────────────────────────┐
│      患者取截石位、铺无菌布         │
└─────────────────────────────────┘
                 ↓
┌─────────────────────────────────┐
│        无麻醉/给予止痛药           │
└─────────────────────────────────┘
                 ↓
┌─────────────────────────────────┐
│           植入施源器              │
└─────────────────────────────────┘
                 ↓
┌─────────────────────────────────┐
│       固定：内固定/外固定         │
└─────────────────────────────────┘
                 ↓
┌─────────────────────────────────┐
│          CT/MRI定位              │
└─────────────────────────────────┘
                 ↓
┌─────────────────────────────────┐
│           靶区勾画               │
└─────────────────────────────────┘
                 ↓
┌─────────────────────────────────┐
│           制订计划               │
└─────────────────────────────────┘
                 ↓
┌─────────────────────────────────┐
│           评估计划               │
└─────────────────────────────────┘
                 ↓
┌─────────────────────────────────┐
│         送入后装室治疗            │
└─────────────────────────────────┘
```

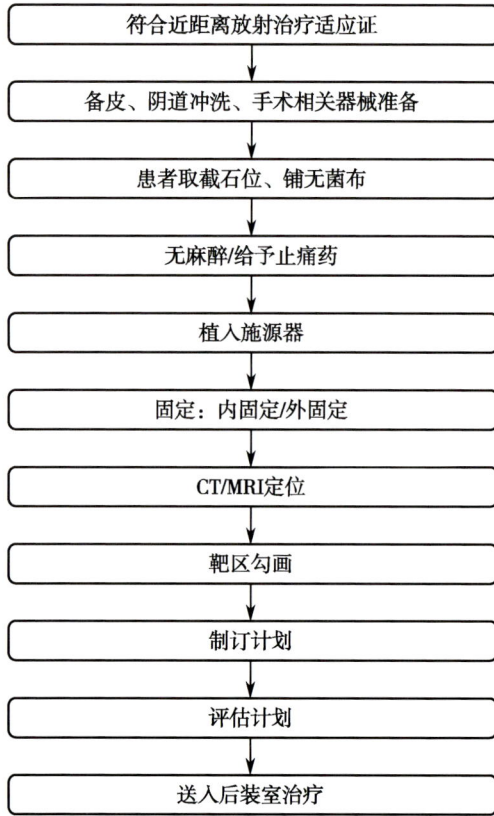

图 5-1　子宫内膜癌术后近距离治疗技术流程

第六节　外　照　射

一、定位

详见第四章第七节,关于子宫内膜癌根治性放射治疗体外放射治疗定位的内容。

二、靶区勾画

CTV 包括髂总、髂外、髂内、闭孔淋巴结引流区,宫旁及阴道上段和阴道旁组织。如有宫颈受侵还应包括骶前淋巴结区(图 5-2)。延伸野照射还需要包括腹主动脉旁淋巴引流区,上界在左肾静脉上 1~1.5cm。

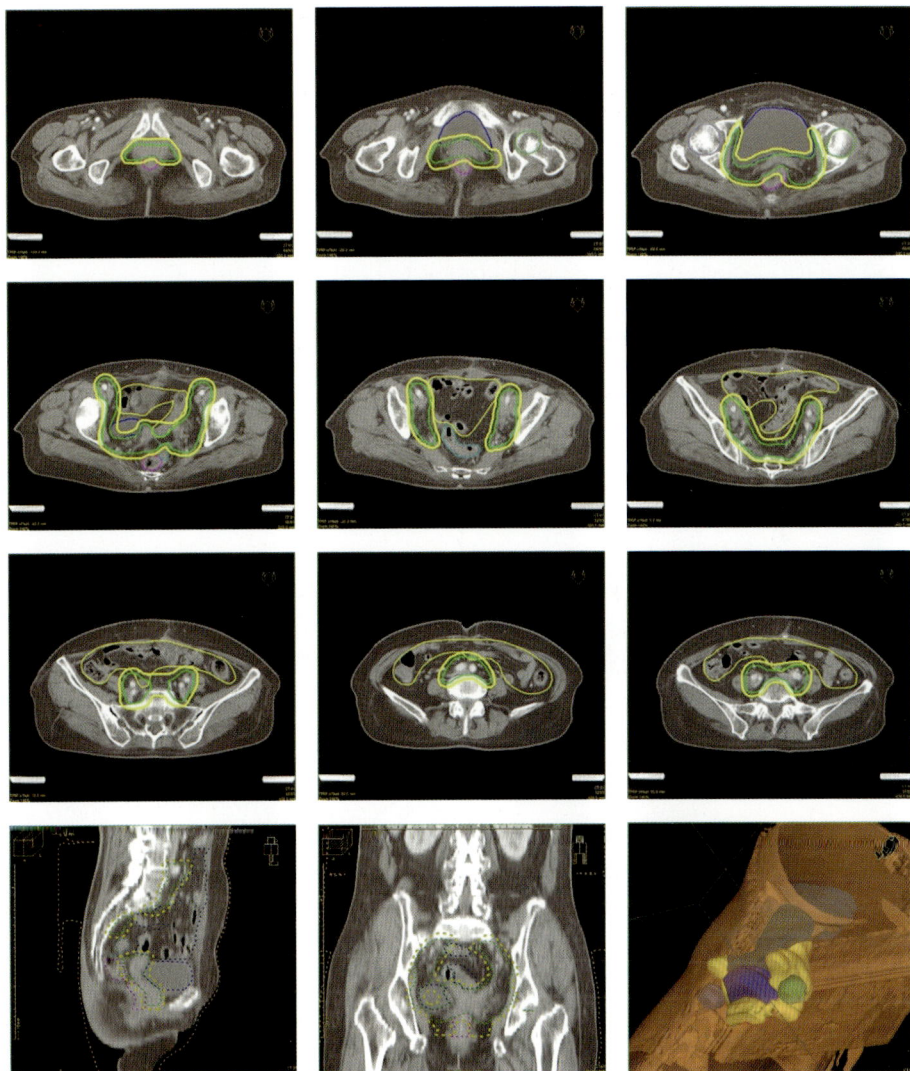

图 5-2　子宫内膜癌术后外照射靶区勾画图示（绿色线为 CTV，黄色线为 PTV）

三、照射技术与剂量分割模式

目前，外照射通常采用调强放射治疗。

建议处方剂量为 45~50.4Gy/25~28 次。对镜下可见的残留淋巴结、淋巴结包膜外受侵和阳性切缘给予同步或序贯推量，总剂量至 55~60Gy；对肉眼可见的或巨大的病灶，总剂量至 66Gy。

危及器官剂量限值详见第四章第六节，关于子宫内膜癌根治性放射治疗外照射危及器官剂量限值的内容。

第七节　近距离治疗

术后患者首次腔内近距离治疗前需行妇科检查,了解阴道残端情况,并选取适合的施源器。

一、定位与扫描条件

详见第四章第六节,关于子宫内膜癌根治性放射治疗近距离放射治疗定位与扫描条件的内容。

二、技术流程

子宫内膜癌术后近距离放射治疗多采用腔内近距离放射治疗。本节内容主要以三维影像引导为主。

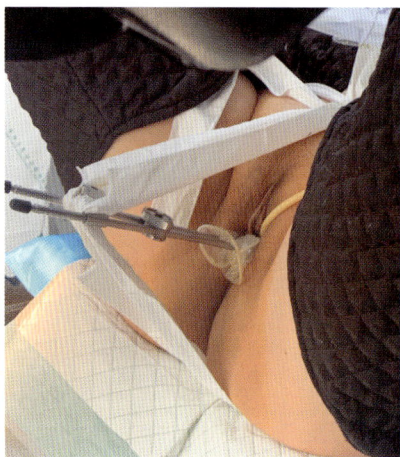

图 5-3　卵圆体施源器

植入施源器前进行备皮及阴道冲洗。准备好一次性医用垫,T形固定带、腹带及其他手术相关器械。患者呈截石位,消毒、铺巾、留置导尿管。将大小合适的阴道施源器放入阴道残端,可选用卵圆体施源器(图 5-3)或圆筒施源器(图 5-4)。放置好卵圆体施源器后用棉球或纱布填塞进行内固定,并用 T 形固定带(图 5-5)进行外固定。若用圆筒施源器只需要用 T 形固定带进行外固定。固定好施源器后进行 CT 模拟定位、勾画靶区、制订计划,上级医生审核计划后进行治疗。

三、靶区勾画

靶区范围不应超过阴道上三分之二。如果有广泛 LVSI 或切缘阳性,可以考虑治疗更长的阴道(图 5-6)。

四、照射技术与剂量分割模式

1. **单纯近距离治疗**　6Gy×5 次照射参考阴道表面,或 7Gy×3 次 /5.5Gy×4 次照射参考阴道黏膜下 0.5cm。

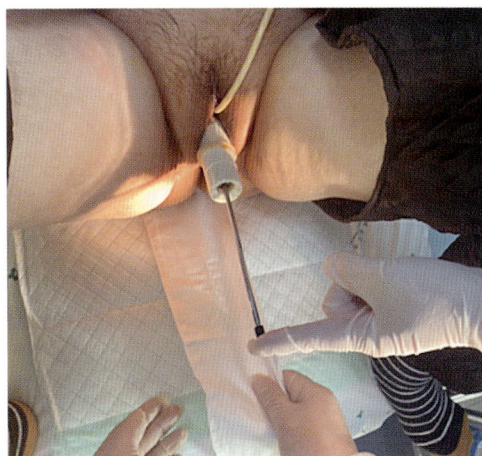

图 5-4　圆筒施源器

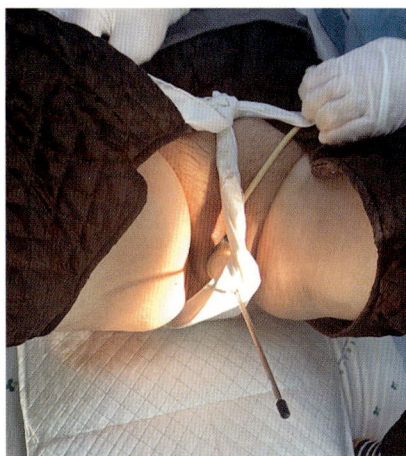

图 5-5　T形带固定单通道施源器

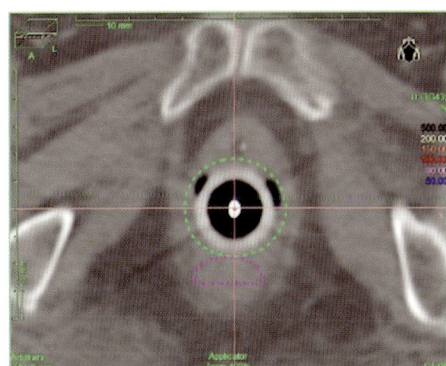

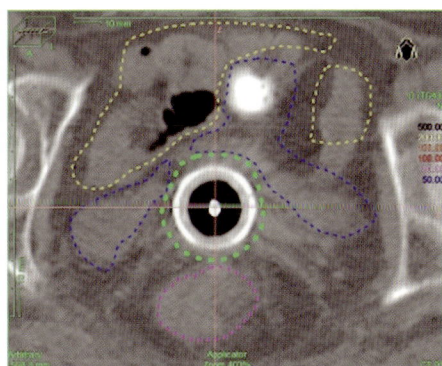

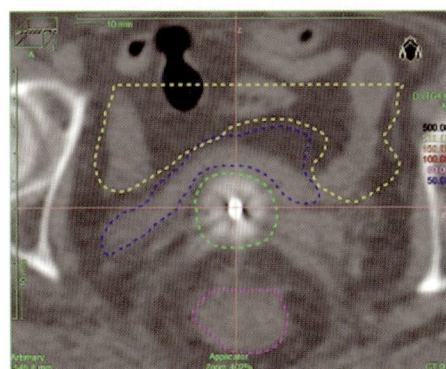

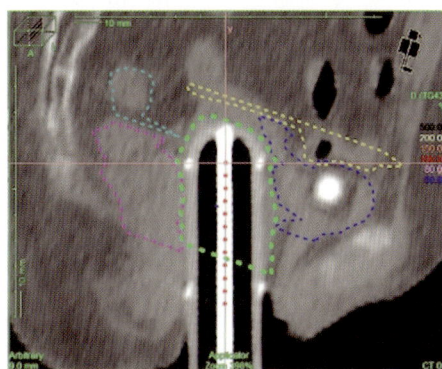

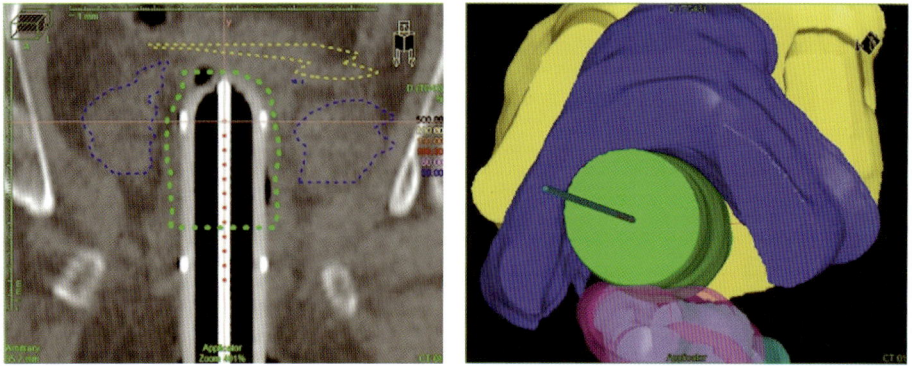

图 5-6　单通道腔内近距离治疗

2. 近距离治疗联合外照射　①外照射：45Gy。②近距离治疗：4~6Gy×2~3次照射参考阴道表面。CTV（EQD$_2$）60~70Gy。

3. 危及器官剂量限值　详见第四章第八节,关于子宫内膜癌根治性放射治疗近距离治疗危及器官剂量限值的内容。

第八节　预　后

　　子宫内膜癌诊断早,预后好,生存率高。Ta 等对 83 名子宫内膜癌术后接受放射治疗的患者进行了随访,其中 47 例接受了三维适形放射治疗（3D conformal radiation therapy, 3D-CRT）,36 例接受了 IMRT。中位随访时间为 50 个月。3D-CRT 组和 IMRT 组在生存方面没有显著差异,5 年 OS 分别为 74.6% 和 78%,5 年无病生存率（disease free survival, DFS）分别为 60.3% 和 76.2%。随访 2 年和 5 年,局部控制率（local control, LC）分别为 96.2% 和 94.5%。He 等对 128 名子宫内膜癌术后接受 IMRT 的患者进行了长期随访。中位随访时间为 57 个月,5 年局部复发率为 2.5%,5 年远处转移率、DFS、OS 分别为 16.5%、73.4% 和 77.4%。Shih 等对 46 例 I~III 期子宫切除 / 双侧输卵管卵巢切除术后接受 IMRT 患者的随访结果显示：中位随访时间为 52 个月,5 年复发率为 9%,5 年 DFS 为 88%,5 年 OS 为 97%。影响子宫内膜癌患者预后的因素有分期、肌层浸润深度、病理类型、组织学分级、淋巴结转移、宫外扩散情况等诸多因素。患者的全身情况、治疗方法的选择也是影响预后的重要因素。高 - 中危子宫内膜癌辅助治疗时,IMRT 在 LC、DFS 和 OS 等方面并不次于 3D-CRT,且胃肠道毒性的发生率较低。子宫内膜癌综合治疗的应用显示出良好的治疗效果,而现在患者治疗的耐受性和生活质量是需要特别关注的问题。

参 考 文 献

［1］SUNG H, FERLAY J, SIEGEL R L, et al. Global cancer statistics 2020: GLOBOCAN estimates of incidence and mortality worldwide for 36 cancers in 185 countries. CA Cancer J Clin, 2021, 71 (3): 209-249.

［2］AMANT F, MOERMAN P, NEVEN P, et al. Endometrial cancer. Lancet. 2005, 366 (9484): 491-505.

［3］SOROSKY J I. Endometrial cancer. Obstet Gynecol. 2012, 120 (2 Pt 1): 383-397.

［4］CONCIN N, MATIAS-GUIU X, VERGOTE I, et al. ESGO/ESTRO/ESP guidelines for the management of patients with endometrial carcinoma. Int J Gynecol Cancer, 2021, 31 (1): 12-39.

［5］NCCN. Uterine Neoplasms. NCCN Clinical Practice Guidelines in Oncology. 2020.

［6］PALISOUL M, MUTCH D G. The clinical management of inoperable endometrial carcinoma. Expert Rev Anticancer Ther, 2016, 16 (5): 515-521.

［7］BHATLA N, DENNY L. FIGO Cancer Report 2018. Int J Gynecol Obstet, 2018, 143 (Suppl 2): 2-3.

［8］KLOPP A, SMITH B D, ALEKTIAR K, et al. The role of postoperative radiation therapy for endometrial cancer: Executive summary of an American Society for Radiation Oncology evidence-based guideline. Pract radiat oncol, 2014, 4 (3): 137-144.

［9］COLOMBO N, CREUTZBERG C, AMANT F, et al. ESMO-ESGO-ESTRO Consensus Conference on Endometrial Cancer: diagnosis, treatment and follow-up. Ann Oncol, 2016, 27 (1): 16-41.

［10］SCHWARZ J K, BERIWAL S, ESTHAPPAN J, et al. Consensus statement for brachytherapy for the treatment of medically inoperable endometrial cancer. Brachytherapy, 2015, 14 (5): 587-599.

［11］CRIVELLARO C, SIGNORELLI M, GUERRA L, et al. Tailoring systematic lymphadenectomy in high-risk clinical early stage endometrial cancer: the role of 18F-FDG PET/CT. Gynecol Oncol, 2013, 130 (2): 306-311.

［12］TA M-H, SCHERNBERG A, GIRAUD P, et al. Comparison of 3D conformal radiation therapy and intensity-modulated radiation therapy in patients with endometrial cancer: efficacy, safety and prognostic analysis. Acta Oncol. 2019, 58 (8): 1127-1134.

［13］HE S, GILL B S, HERON D E, et al. Long-term outcomes using adjuvant pelvic intensity modulated radiation therapy (IMRT) for endometrial carcinoma. Pract radiat oncol, 2017, 7 (1): 19-25.

［14］SHIH K K, MILGROM S A, ABU-RUSTUM N R, et al. Postoperative pelvic intensity-modulated radiotherapy in high risk endometrial cancer. Gynecol Oncol, 2013, 128 (3): 535-539.

［15］BOSSE T, PETERS E E M, CREUTZBERG C L, et al. Substantial lymph-vascular space invasion（LVSI）is a significant risk factor for recurrence in endometrial cancer--A pooled analysis of PORTEC 1 and 2 trials. Eur J Cancer, 2015, 51（13）: 1742-1750.

[16] DE BOER S M, POWELL M E, MILESHKIN L, et al. Toxicity and quality of life after adjuvant chemoradiotherapy versus radiotherapy alone for women with high-risk endometrial cancer（PORTEC-3）: an open-label, multicenter, randomised, phase 3 trial. Lancet Oncol, 2016, 17（8）: 1114-1126.

[17] BERIWAL S, JAIN S K, HERON D E, et al. Clinical outcome with adjuvant treatment of endometrial carcinoma using intensity-modulated radiation therapy. Gynecol Oncol, 2006, 102（2）: 195-199.

[18] JHINGRAN A, WINTER K, PORTELANCE L, et al. A phase II study of intensity modulated radiation therapy to the pelvis for postoperative patients with endometrial carcinoma: radiation therapy oncology group trial 0418. Int J Radiat Oncol Biol Phys, 2012, 84（1）: e23-e28.

[19] BARILLOT I, TAVERNIER E, PEIGNAUX K, et al. Impact of post operative intensity modulated radiotherapy on acute gastro-intestinal toxicity for patients with endometrial cancer: results of the phase II RTCMIENDOMETRE French multicenter trial. Radiother Oncol, 2014, 111（1）: 138-143.

[20] BOUCHARD M, NADEAU S, GINGRAS L, et al. Clinical outcome of adjuvant treatment of endometrial cancer using aperture-based intensity-modulated radiotherapy. Int J Radiat Oncol Biol Phys, 2008, 71（5）: 1343-1350.

程光惠　施丹

第六章

子宫肉瘤术后放射治疗

第一节　概　述

一、发病率

　　子宫肉瘤是一组罕见的恶性间叶组织来源肿瘤,占所有子宫恶性肿瘤的 3%~9%,起源于子宫肌层内分裂细胞群或子宫内膜中结缔组织成分。包括低级别子宫内膜间质肉瘤(low grade endometrial stromal sarcoma,LG-ESS),高级别子宫内膜间质肉瘤(high grade endometrial stromal sarcoma,HG-ESS),未分化子宫肉瘤(undifferentiated uterine sarcoma,UUS),子宫平滑肌肉瘤(leiomyosarcoma of uterus,uLMS),子宫腺肉瘤(uterine adenosarcoma,UAS)及其他罕见病理类型。与更常见的子宫内膜癌(上皮肿瘤)相比,子宫肉瘤尤其是平滑肌肉瘤(结缔组织肿瘤)更具侵袭性,预后更差,但多在早期就能发现。一项纳入超过 1 000 例子宫肉瘤的研究显示,Ⅰ期占 60%,Ⅱ期和Ⅲ期占 16%,Ⅳ期占 22%。美国国家癌症研究所数据库显示,1988—2001 年,子宫肉瘤在子宫肿瘤中的比例从 7.6% 上升至 9.1%,侵袭性更强,预后更差,复发率高达 50%~70%。早期患者 5 年总生存率低于 50%,晚期患者 5 年总生存率低于 15%。

二、高危因素

　　子宫肉瘤罕见,所以难以实施大型研究以确定其危险因素。黑色人种、高龄、遗传因素、服用他莫昔芬等药物、既往接受盆腔放射治疗等可能与发病相关。

三、临床表现

诊断时中位年龄为 56 岁,临床表现根据侵犯部位不同表现不一,主要症状和发生概率如下。

1. 绝经后出血占 31%~46%。
2. 绝经前异常子宫出血占 27%~34%。
3. 腹痛占 4%~13%。
4. 腹部膨隆占 8%~17%。
5. 泌尿系统症状占 1%~2%。
6. 无症状占 1%~2%。

第二节　病　　理

组织学上,子宫肉瘤分为间叶性肿瘤或混合性上皮间质瘤。

间叶性肿瘤包括子宫平滑肌肉瘤(65%)、子宫内膜间质肉瘤(endometrial stromal sarcoma, ESS)(21%)、未分化子宫肉瘤(5%)和其他罕见亚型,如肺泡或胚胎性横纹肌肉瘤。其中子宫内膜间质肉瘤又分为低级别子宫内膜间质肉瘤和高级别子宫内膜间质肉瘤。

混合性上皮间质瘤包括腺肉瘤和癌肉瘤。腺肉瘤被认为是由恶性间质成分和良性上皮成分组成的双相肿瘤,肌层浸润和肉瘤过度生长是导致复发风险增加的最重要的预后因素。癌肉瘤是一种侵袭性恶性肿瘤,以前被认为是肉瘤,但目前被认为是由上皮细胞化生转化组成的肿瘤,因此未将其纳入本节内容。

第三节　分　　期

子宫肉瘤 FIGO 2009 年分期和 AJCC 第 8 版分期标准如表 6-1 和表 6-2所示。

表 6-1　子宫肉瘤分期

T 分期	FIGO 分期	原发肿瘤
Tx		原发肿瘤无法评估
T0		无原发肿瘤证据
T1	I	肿瘤局限于子宫
T1a	I A	肿瘤最大径≤5cm
T1b	I B	肿瘤最大径 >5cm
T2	II	肿瘤扩展至子宫外,但未超出盆壁
T2a	II A	肿瘤侵及附件
T2b	II B	肿瘤侵及盆腔其他组织
T3	III	肿瘤浸润腹部组织
T3a	III A	单灶性浸润
T3b	III B	多灶性浸润
T4	IV A	肿瘤侵及膀胱和直肠
N 分期	**FIGO 分期**	**区域淋巴结**
NX		区域淋巴结无法评估
N0		无区域淋巴结转移
N0(i+)		区域淋巴结见孤立性肿瘤细胞群≤0.2mm
N1	III C	区域淋巴结转移
M 分期	**FIGO 分期**	**远处转移**
M0		无远处转移
M1	IV B	有远处转移(包括附件,盆腔和腹腔组织)

表 6-2　子宫肉瘤 AJCC 预后分期分组

分期	T	N	M
I	T1	N0	M0
I A	T1a	N0	M0
I B	T1b	N0	M0
II	T2	N0	M0
II	T2a	N0	M0
II	T2b	N0	M0

续表

分期	T	N	M
ⅢA	T3a	N0	M0
ⅢB	T3b	N0	M0
ⅢC	T1~T3	N1	M0
ⅣA	T4	任何 N	M0
ⅣB	任何 T	任何 N	M1

第四节　适应证和禁忌证

子宫肉瘤的治疗中,除外科手术外,放疗、化疗和激素治疗等辅助治疗的效果仍不明确。

一、适应证

1. 术后辅助放射治疗　手术分期为Ⅱ~ⅣA 期的 LG-ESS 和 HG-ESS 患者,可考虑术后辅助放射治疗。对于 uLMS、UUS 及 UAS 术后患者,在全身治疗后根据患者情况决定是否进行盆腔放射治疗。

辅助放射治疗在手术切口愈合后开始进行,一般在术后 4~6 周开始。以体外放射治疗为主;宫颈或阴道受侵的患者,可在外照射后给予阴道残端近距离治疗。

2. 姑息性放疗　主要针对不能手术的子宫肉瘤患者,可考虑在全身治疗后行姑息性放疗。

二、禁忌证

1. 相对禁忌证

（1）尿潴留。

（2）营养不良。

（3）手术切口愈合不良。

2. 绝对禁忌证

（1）肠梗阻。

（2）严重感染。

（3）严重骨髓抑制。

第五节　放射治疗前准备

治疗前都必须询问完整的病史,确认手术情况和手术病理结果,进行包括妇科检查在内的体格检查,其他检查如下。

一、实验室检查

1. **常规检查**　血常规、尿常规、肝肾功能等。
2. **肿瘤标志物**　CEA、CA12-5 等。
3. **近距离治疗前检查**　凝血功能、感染筛查。
4. **其他**　乳酸脱氢酶(lactate dehydrogenase,LDH)及 ER、PR。

二、影像学检查

患者在术后进行放射治疗前需要完善影像学检查,以评估放射治疗前患者的肿瘤状况及术后改变情况,可结合患者术前的影像学检查情况有选择地进行。如盆腔 MRI、腹盆腔 CT、腹盆部超声以及胸部 CT、颈部淋巴结超声等相关检查。必要时进行全身 PET/CT 检查。

第六节　技 术 流 程

大部分子宫肉瘤患者均需要接受手术治疗,本节主要介绍进行术后辅助治疗的技术流程。

一、外照射技术流程

外照射技术流程,如图 6-1 所示。

二、三维近距离治疗技术流程

如采用二维近距离治疗,则不需要进行 CT 扫描和靶区勾画,仅进行正交 X 线片采集即可,如图 6-2 所示。

符合子宫肉瘤放射治疗适应证

↓

放射治疗定位前准备

↓

CT定位

↓

靶区及危及器官勾画

↓

处方剂量及目标函数设定

↓

计划设计

↓

计划评估及审核

↓

计划审核通过

↓

按计划中心校位

↓

实施放疗

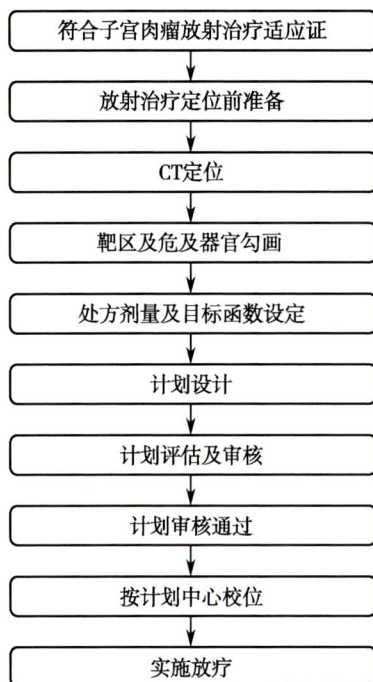

图 6-1　子宫肉瘤术后
外照射技术流程

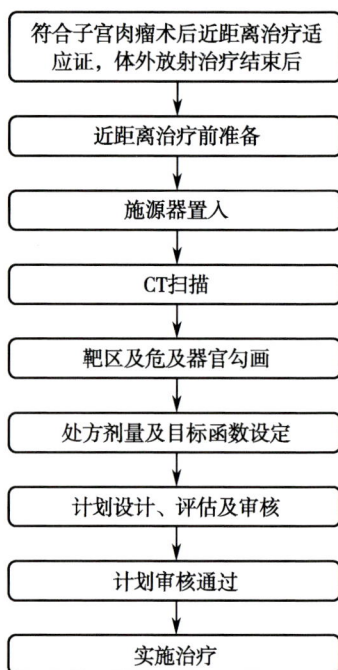

符合子宫肉瘤术后近距离治疗适
应证,体外放射治疗结束后

↓

近距离治疗前准备

↓

施源器置入

↓

CT扫描

↓

靶区及危及器官勾画

↓

处方剂量及目标函数设定

↓

计划设计、评估及审核

↓

计划审核通过

↓

实施治疗

图 6-2　子宫肉瘤术后三维
近距离治疗技术流程

第七节　外　照　射

一、定位

1. **定位前准备**　定位前排空直肠、适当充盈膀胱、显影小肠。行 CT 增强扫描时,建议患者空腹。根据经验安排患者喝水憋尿。可推荐患者定位前 2 小时饮水 500mL(含 10mL 泛影葡胺),起到憋尿充盈膀胱和显影小肠的作用。

2. **体位固定**　采用真空垫或热塑体膜进行体位固定。患者通常呈仰卧位,双上肢自然上举,双腿自然并拢平放。阴道置入标记物(如细金属丝)标记位置。

3. **CT 扫描**　扫描范围:第 3 腰椎上缘至坐骨结节下 5cm。扫描层厚:5mm。建议行增强扫描定位,过敏患者可行 CT 平扫。

二、靶区勾画

GTV:术后残留的肿瘤区域。CTV:包括 GTV、阴道残端及上段阴道、阴道旁、双侧闭孔、髂内、髂外、骶前以及髂总淋巴引流区,如果髂总或腹膜后淋巴结转移,还需要包括腹膜后淋巴引流区。GTV 外放 5mm,形成 PGTV;CTV 前后外放 8mm,上下外放 8~10mm,左右外放 6~8mm 形成 PTV,如图 6-3 所示。

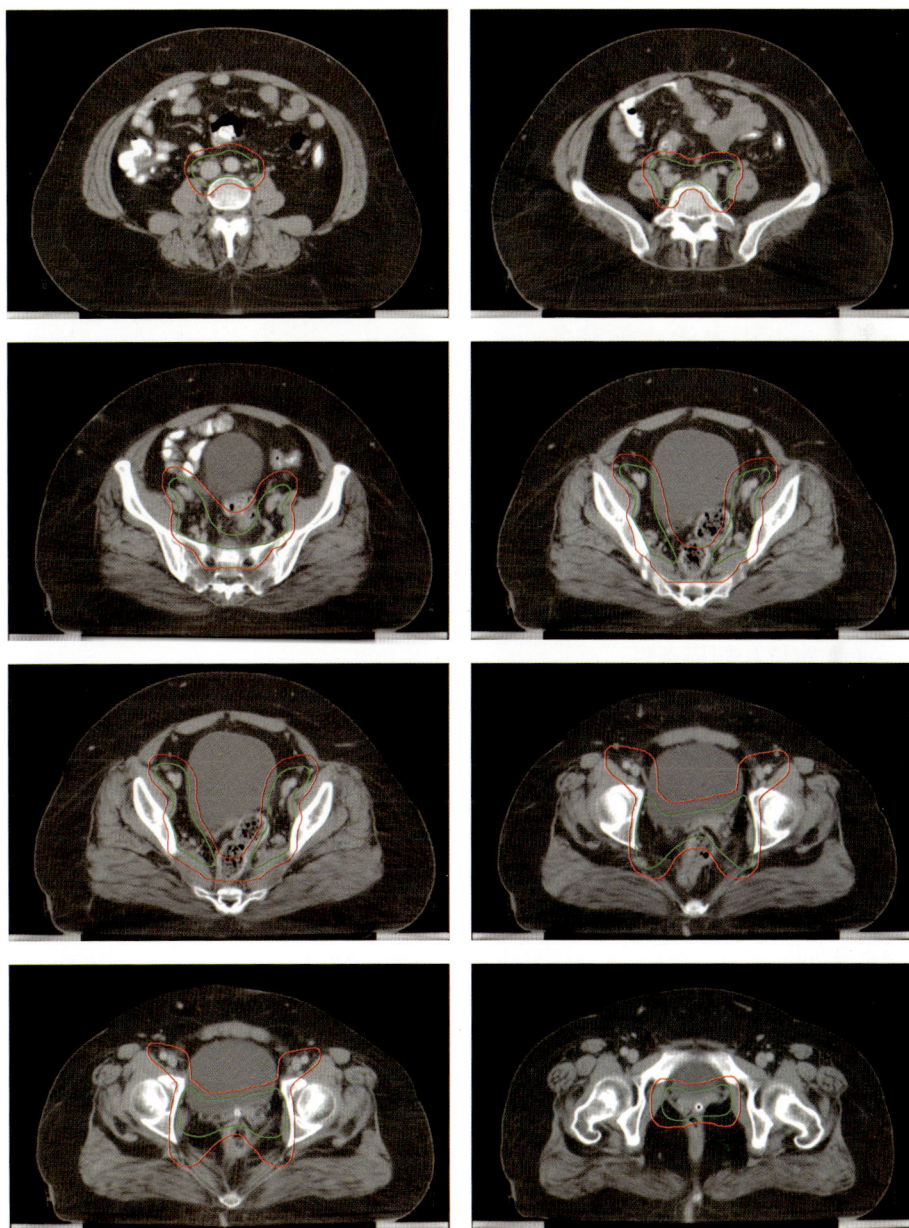

图 6-3 子宫肉瘤术后靶区勾画图示(绿色线为 CTV,红色线为 PTV)

三、照射技术与剂量分割模式

首选 IMRT。

1. 照射剂量推荐　PTV：45~50.4Gy/25~28 次，1.8Gy/ 次，5 次 / 周；PGTV：60~70Gy。

2. 危及器官剂量限值　膀胱 $D_{50\%}$≤40Gy、直肠 $D_{50\%}$≤45Gy、股骨头 $D_{5\%}$≤40Gy、小肠 D_{2cm^3}≤47~52Gy。

第八节　近距离治疗

一、近距离治疗前准备

术后患者首次腔内近距离治疗前需行妇科检查，了解阴道残端情况。治疗当日排空直肠，口服含造影剂的水，憋尿轻度充盈膀胱。

二、近距离治疗

根据术后患者阴道情况选择合适的施源器。术后患者多使用圆筒施源器，也可以采用卵圆体施源器或个体化施源器。采用二维或三维近距离治疗。

1. 定位和扫描条件

（1）二维近距离治疗：仰卧位，常规模拟定位机拍摄 0° 和 90° 等中心正交片，图像需要包全施源器、直肠、膀胱。

（2）三维近距离治疗定位：CT 扫描范围从施源器顶端上 5cm 至施源器末端。扫描层厚：0.3cm。

2. 照射范围和靶区

（1）二维近距离治疗：照射范围为阴道残端及上 1/2 阴道，参考点位于黏膜下 0.5cm。

（2）三维近距离治疗：靶区为阴道残端及上 1/2 阴道如图 6-4 所示。

3. 照射剂量　外放射治疗后阴道局部补量建议参考点（二维）或 D_{90}（三维），剂量为 10~20Gy，5Gy/ 次，共 2~4 次。

三、危及器官剂量限值

结合外照射剂量，直肠 D_{2cm^3}≤70~75Gy、膀胱 D_{2cm^3}≤80~100Gy、乙状结肠 D_{2cm^3}≤70~75Gy，肠管 D_{2cm^3}≤65Gy。

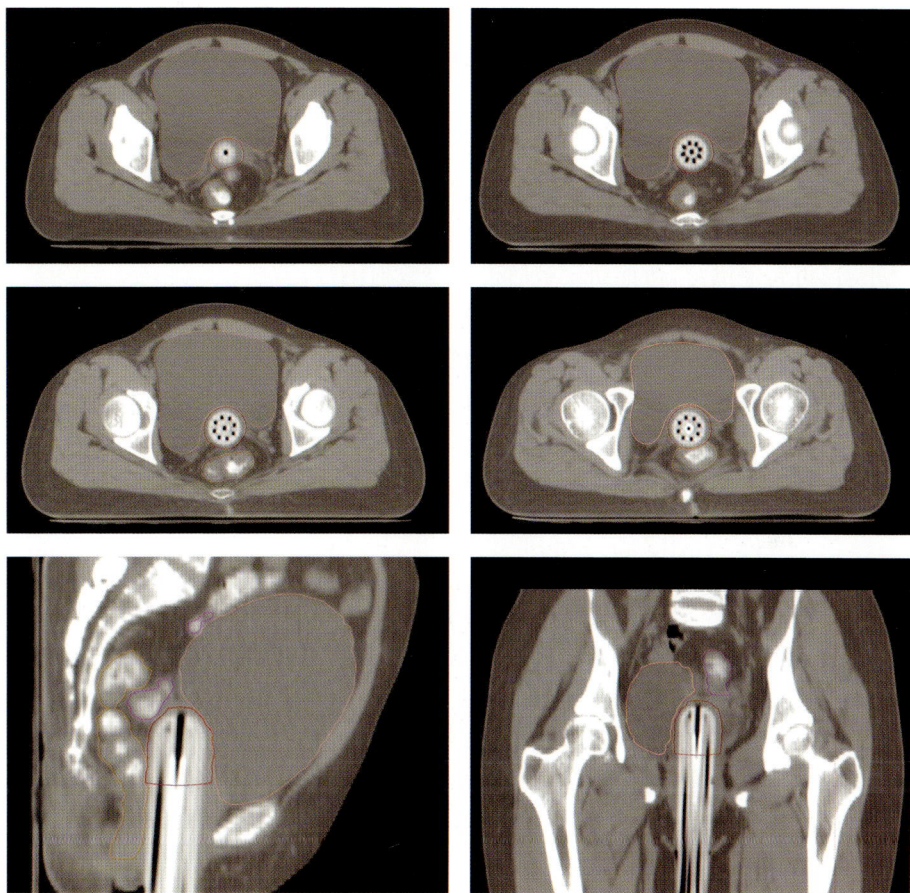

图 6-4　子宫肉瘤术后三维近距离治疗靶区勾画图示（红色线为 CTV）

第九节　注 意 事 项

术后放射治疗对潜在的亚临床病变进行预防照射，提高盆腔局部控制率。盆腔放射治疗在手术切口愈合后、术后 4~6 周开始；阴道近距离治疗需在术后阴道残端愈合后进行。

一、急性毒副反应及处理

1. **肠道反应**　以直肠反应为主，多在治疗后 2~3 周出现。主要表现为里急后重，大便次数增多。肠镜可能表现为直肠黏膜充血、水肿。有反应者，应减少对直肠的刺激,避免生冷辛辣的刺激性饮食,同时也要避免便秘,保证供应充足的营养和水分,同时加用止泻药物治疗,如合并感染者,可合并应用抗生素治疗。治疗期间症状严重者,可暂停治疗,待症状缓解后再恢复放射治疗。

2. 泌尿系反应　多在治疗后 2~3 周出现,主要表现为尿频、尿急、尿痛等,严重者可出现尿潴留等。在明确有无感染后,可对症治疗。治疗期间症状严重者,可暂停治疗,待症状缓解后再恢复放射治疗。

3. 骨髓抑制　术后如未接受过化疗的患者,出现骨髓抑制概率较低,建议定期检测血常规,如出现异常,可对症治疗。

4. 全身反应　因治疗带来的乏力、食欲不振、体重下降等反应,根据患者年龄、合并症等不同,建议充分评估患者全身情况后进行对症治疗。严重不能耐受者,可暂停治疗,待症状缓解后再恢复放射治疗。

二、慢性毒副反应及处理

1. 肠道反应　多在放射治疗结束后 6 个月~2 年出现,受影响最多的是直肠、小肠(主要是回肠)和乙状结肠。可引起肠道粘连、溃疡、狭窄甚至梗阻,临床表现为腹痛、腹泻、里急后重感、血便。肠镜多表现为直肠黏膜水肿、充血、溃疡甚至形成瘘。治疗上主要是对症治疗,重要的是预防。

2. 泌尿系反应　多在放射治疗结束后 1~6 年出现,主要是放射性膀胱炎,临床表现为尿急、血尿甚至排尿困难。膀胱镜检查可见膀胱黏膜充血、水肿、弹性减弱或消失、毛细血管扩张甚至溃疡。处理方法主要为对症治疗、预防感染、止血、补液等。出血严重者需要在膀胱镜下电灼止血,需要手术止血者较少。放射治疗对输尿管可能导致不同程度的梗阻,进而出现肾盂积水或输尿管积水。临床表现主要为腰痛,查体为患侧肾区叩痛阳性,可行超声、核素及泌尿系统造影等检查确诊。

3. 骨骼的影响　放射治疗可影响骨盆及股骨上段,出现放射性骨髓炎,严重时可出现骨折或骨坏死。

第十节　预　后

辅助放射治疗在术后子宫肉瘤的作用是有争议的,不同的病理类型具有不同的临床特点。由于本病的发病率较低,大多数研究数据基于所有子宫肉瘤的回顾性研究结果。目前,关于子宫肉瘤唯一的前瞻性、随机对照Ⅲ期研

究,由 EORCT 开展。该研究纳入了Ⅰ期和Ⅱ期子宫肉瘤患者(103 例 uLMS,
91 例癌肉瘤和 28 例 ESS)。结果显示,与单纯手术相比,盆腔外照射可显著
降低盆腔复发率(12.5% 和 21.4%,P=0.004)。但这项研究并没有证明辅助
放射治疗对 uLMS 和 ESS 的生存有益。对于 HG-ESS、UUS、uLMS 来说,大
多数回顾性研究证实盆腔放射治疗可以降低局部区域复发率。但由于其恶
性程度较高、临床进展快,失败主要以远处转移为主。因此,辅助放射治疗
并未显示出生存获益。对于 LG-ESS,由于其组织学类型偏惰性,临床进程缓
慢,生存率高,回顾性研究表明,盆腔放射治疗可以降低局部区域复发率,但
无生存获益。目前,对于Ⅰ期术后的 HG-ESS、UUS、uLMS,辅助放射治疗并
未常规推荐;对于Ⅱ期及以上的患者,需要结合临床及病理特点,给予个体化
治疗。对于 LG-ESS,盆腔外照射作为Ⅱ~ⅣA 期患者的辅助治疗手段(2B 类
证据)。

参 考 文 献

[1] LU Z, CHEN J. Introduction of WHO classification of tumours of female reproductive organs, fourth edition. Zhonghua Bing Li Xue Za Zhi, 2014, 43(10): 649-650.

[2] NORDAL R R, THORESEN S O. Uterine sarcomas in Norway 1956-1992: incidence, survival and mortality. Eur J Cancer, 1997, 33(6): 907-911.

[3] UEDA S M, KAPP D S, CHEUNG M K, et al. Trends in demographic and clinical characteristics in women diagnosed with corpus cancer and their potential impact on the increasing number of deaths. Am J obstet and Gynecol, 2008, 198(2): 218. e1-e6.

[4] KOIVISTO-KORANDER R, MARTINSEN J I, WEIDERPASS E, et al. Incidence of uterine leiomyosarcoma and endometrial stromal sarcoma in Nordic countries: results from NORDCAN and NOCCA databases. Maturitas, 2012, 72(1): 56-60.

[5] KOH W J, ABU-RUSTUM N R, BEAN S, et al. Uterine Neoplasms, Version 1. 2018, NCCN Clinical Practice Guidelines in Oncology. J Natl Compr Canc Netw, 2018, 16(2): 170-199.

[6] CARROLL A, RAMIREZ P T, WESTIN S N, et al. Uterine adenosarcoma: an analysis on management, outcomes, and risk factors for recurrence. Gynecol Oncol, 2014, 135(3): 455-461.

[7] KRIVAK T C, SEIDMAN J D, MCBROOM J W, et al. Uterine adenosarcoma with sarcomatous overgrowth versus uterine carcinosarcoma: comparison of treatment and survival. Gynecol Oncol, 2001, 83(1): 89-94.

[8] Uterine Neoplasms. NCCN Clinical Practice Guidelines in Oncology(NCCN Guidelines®) Version 1. 2020.

[9] RIZZO A, PANTALEO M A, SAPONARA M, et al. Current status of the adjuvant therapy in uterine sarcoma: A literature review. World J Clin Cases, 2019, 7(14): 1753-1763.

[10] REED N S, MANGIONI C, MALMSTROM H, et al. Phase Ⅲ randomised study to evaluate

the role of adjuvant pelvic radiotherapy in the treatment of uterine sarcomas stages I and II: an European Organisation for Research and Treatment of Cancer Gynaecological Cancer Group Study (protocol 55874). Eur J Cancer, 2008, 44 (6): 808-818.

[11] ZHOU J, ZHENG H, WU S G, et al. Influence of different treatment modalities on survival of patients with low-grade endometrial stromal sarcoma: A retrospective cohort study. Int J Surg, 2015, 23 (Pt A): 147-151.

[12] SEAGLE B L, SHILPI A, BUCHANAN S, et al. Low-grade and high-grade endometrial stromal sarcoma: A National Cancer Database study. Gynecol Oncol, 2017, 146 (2) : 254-262.

[13] SAMPATH S, SCHULTHEISS T E, RYU J K, et al. The role of adjuvant radiation in uterine sarcomas. Int J Radiat Oncol Biol Phys, 2010, 76 (3): 728-734.

[14] VALDUVIECO I, ROVIROSA A, COLOMO L, et al. Endometrial stromal sarcoma. Is there a place for radiotherapy? Clin Transl Oncol, 2010, 12 (3): 226-230.

孙帅　胡克　张福泉

第七章

外阴癌放射治疗

第一节 概　　述

外阴属于外生殖器,包括大阴唇、小阴唇、阴蒂、前庭、阴道口、尿道口、会阴区域。外阴癌是罕见恶性肿瘤,占妇科恶性肿瘤的 4%。最常见于 65~70 岁的老年女性。外阴癌的临床表现为外阴部位的瘙痒、疼痛、皮肤黏膜颜色改变、溃疡、分泌物增多,最终发展为肿块的形成及对周围结构的侵犯。

80% 的外阴癌发生在阴唇,其中大阴唇占 50%;阴蒂及会阴区各占 10%,5% 的患者发生在双侧外阴结构。当肿瘤位于中线 2cm 以内的范围内,为中央型病灶,可以出现双侧腹股沟淋巴结转移。当肿瘤局限于中线 2cm 以外的位置时,为外周型病变,多为单侧淋巴结转移。

不良预后因素包括高龄、分期晚、吸烟、阴蒂及会阴区域的侵犯、浸润深度、淋巴脉管侵犯、转移淋巴结的数量、转移淋巴结是否有包膜外侵及溃疡。

第二节 病　　理

鳞状细胞癌是最常见的病理类型,占外阴癌的 90%。腺癌占 8%,多起源于巴氏腺。还有发病率低的佩吉特病(paget disease)、恶性黑色素瘤、肉瘤、基底细胞癌。大约 25% 的佩吉特病患者合并腺癌,单纯佩吉特病仅侵犯皮肤表层。

外阴鳞状细胞癌要明确病理分级:高分化外阴鳞状细胞癌表现为丰富的嗜酸性胞浆,核浆比例低;中分化鳞状细胞癌有明显的核异形性;低分化鳞状细胞癌表现为胞浆的嗜碱性及核浆比例增大。

　　根据与 HPV 感染的相关性,外阴癌分为两个类型。HPV 相关的外阴癌占外阴癌的 20%~40%,常见于年轻女性,与吸烟、多位性伙伴、免疫力低下有关,其发生与普通型外阴上皮内病变有关。另外,与 HPV 不相关的外阴癌,多发生于绝经的老年人,与硬化性苔藓、分化型上皮内病变有关,与 p53 基因突变相关。

　　外阴癌的病理诊断要重视病理类型,同时还要明确肿瘤侵犯深度。浸润深度是指从基底膜(肿瘤邻近的最表浅的表皮乳头)到肿瘤最大的浸润距离(图 7-1)。肿瘤浸润深度不同,腹股沟淋巴结转移概率不同。例如当浸润深度 ≤1mm 时,几乎没有淋巴结转移出现,被称为微小浸润癌。当浸润深度 ≥5mm 时,淋巴结转移概率为 42.9%。

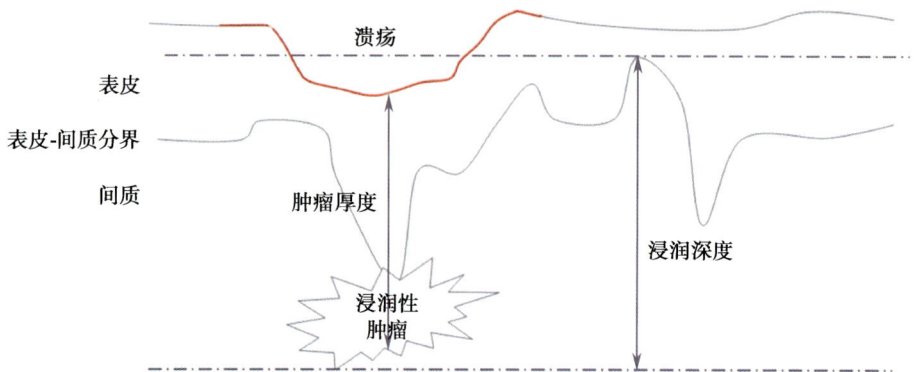

图 7-1　肿瘤浸润深度测量方法示意图

第三节　分　　期

　　外阴癌分期包括 FIGO 分期和 AJCC 的 TNM 分期标准。目前临床工作中多采用 FIGO 2009 年临床病理学分期标准,与 AJCC 第 8 版分期标准对应关系如表 7-1~ 表 7-3 所示。肿瘤的精准分期是建立在完整的外阴病灶切除及腹股沟淋巴结切除的基础上,不能手术患者根据体格检查及影像学资料确定。

　　从治疗方式选择及预后判断方面考虑,将肿瘤分为早期、局部晚期、晚期。

　　1. 早期肿瘤　T1、部分 T2(肿瘤直径 ≤4cm,并且没有阴道、尿道、肛门受侵)。

　　2. 局部晚期肿瘤　部分 T2(肿瘤直径 >4cm,或有尿道、阴道、肛门受侵),T3,腹股沟淋巴结转移。

　　3. 晚期肿瘤　盆腔淋巴结转移、远处转移。

表 7-1　外阴癌分期

T 分期	FIGO 分期	原发肿瘤
Tx		原发肿瘤不能确定
T0		无原发肿瘤证据
T1	I	肿瘤局限于外阴或 / 和会阴区域,多个病灶应该遵循如下规则:最大的病灶、或浸润深度最大的病灶是靶病灶,以强调最大的 pT 分期
T1a	I A	病灶≤2cm、并且浸润深度≤1mm
T1b	I B	病灶 >2cm、或浸润深度 >1mm
T2	II	无论肿瘤大小,侵犯会阴邻近结构(如尿道、阴道的下 1/3 区域、肛管)
T3	IVA	癌侵犯至尿道、阴道的上 2/3 区域,或侵犯膀胱或直肠黏膜,或固定于盆骨表面

N 分期	FIGO 分期	区域淋巴结(腹股沟浅淋巴结及腹股沟深淋巴结)
NX		区域淋巴结无法评估不能确定
N0		无区域淋巴结转移
N0(i+)		区域淋巴结见孤立性肿瘤细胞群≤0.2mm
N1	III	区域淋巴结转移
N1a	IIIA	1 或 2 个区域淋巴结转移,短径 <5mm
N1b	IIIB	1 个淋巴结转移,短径≥5mm
N2		区域淋巴结转移
N2a		3 个以上淋巴结,短径 <5mm
N2b		2 个以上淋巴结,短径≥5mm
N2c		淋巴结伴包膜外侵
N3	IVA	区域淋巴结出现固定、溃疡

M 分期	FIGO 分期	远处转移
M0		无远处转移
M1	IVB	扩散至远处器官(包括盆腔淋巴结)

表 7-2　组织学分级

G	组织学分级	G	组织学分级
Gx	肿瘤组织分级不能确定	G2	中分化
G1	高分化	G3	低分化

表 7-3　外阴癌 AJCC 预后分期分组

分期	T	N	M
Ⅰ	T1	N0	M0
ⅠA	T1a	N0	M0
ⅠB	T1b	N0	M0
Ⅱ	T2	N0	M0
Ⅲ	T1~T 2	N1-N2c	M0
ⅢA	T1~T 2	N1	M0
ⅢB	T1~T 2	N2a, N2b	M0
ⅢC	T1~T 2	N2c	M0
Ⅳ	T1~T 3	N3	M1
ⅣA	T1~T 2	N3	M0
ⅣA	T3	任何 N	M0
ⅣB	任何 T	任何 N	M1

第四节　适应证和禁忌证

一、适应证

1. **根治性放射治疗**　①不可切除的局部晚期肿瘤,包括部分Ⅱ期(肿瘤直径 >4cm 或肿瘤侵及阴道、尿道、肛门)、Ⅲ~ⅣA 期肿瘤。②手术有可能造成严重并发症的患者或有严重伴发疾病不能接受手术的早期患者。

2. **术后辅助放射治疗**　手术后有复发高危因素患者,需要接受术后放射治疗。术后复发高危因素包括手术切缘阳性、邻近手术切缘(<8mm)、淋巴脉管侵犯、淋巴结转移(特别是 2 个以上淋巴结转移患者)。术后放射治疗要在手术切口愈合后尽快开始,一般在术后 6~8 周内开始。

3. **姑息性放射治疗**　复发、转移患者给予姑息减症治疗。

4. **同步放化疗**　没有化疗禁忌证的患者,推荐同步放化疗的治疗模式。

二、禁忌证

放射治疗禁忌证　①发热,体温超过 38℃;②急慢性感染;③≥3 级的骨髓抑制;④恶病质;⑤严重的心肺功能障碍;⑥血栓性疾病的急性期、出凝血障碍。

第五节　放射治疗前准备

放射治疗前需要明确诊断及分期,明确原发肿瘤侵犯范围及边界,明确淋巴结转移部位及特征。

一、实验室检查

1. 常规检查　血尿便常规、肝肾功能等。老年或有糖尿病病史的患者要检查血糖、血脂等。

2. 肿瘤标志物　SCC、CEA,如果合并有腺癌或神经内分泌癌,可以选择相应肿瘤标志物以协助诊断。

3. 其他　凝血功能、感染性疾病筛查。

二、影像学检查

1. 盆腔 MRI　MRI 是外阴癌原发病灶的首选检查方法,扫描序列推荐 T_2 加权成像联合弥散加权成像,扫描范围包括外阴及盆腔淋巴引流区。

2. 腹盆腔 CT 增强扫描　评估有无腹股沟、盆腔及腹主动脉旁淋巴结转移。

3. 胸部 CT　评估双肺及纵隔有无转移病灶及其他需要鉴别诊断的疾病。

4. 腹部超声　评估有无相关器官的转移及其他伴随疾病,必要时申请超声造影检查。

5. PET/CT　怀疑有远处转移时,可以选择行 PET/CT,确定病灶位置及数量;或常规 CT 及 MRI 不能确定病变性质时,也可以选择 PET/CT 检查协助确定病灶性质。

三、病理检查

通过原发灶肿瘤组织活检、可疑腹股沟淋巴结穿刺活检确定病理类型及组织学分级,并进行免疫组化检查确定有无神经、脉管侵犯。

第六节　技　术　流　程

外阴癌患者诊疗路径如图 7-2 所示,外阴癌放射治疗及患者管理流程如图 7-3 所示。

明确诊断及分期

1. 体格检查
2. 盆腔MRI
3. 腹股沟淋巴结超声
4. 原发灶活检
5. 淋巴结活检（必要时）
6. 盆腔、腹部CT增强扫描（必要时）
7. 胸部CT平扫（必要时）
8. 腹部及锁骨上淋巴结超声检查（必要时）

pT1a（肿瘤直径≤2cm及侵及深度≤1mm）
→ 外阴病灶根治性切除，切缘阳性：再切除或辅助放射治疗

pT1b（肿瘤直径>2cm或侵及深度>1mm）
pT2（肿瘤直径≤4cm）及没有器官侵犯
→ 外阴病灶根治性切除+腹股沟淋巴结切除，有复发高危因素者，补充术后辅助放化疗

cT2（肿瘤直径>4cm）或有器官侵犯
cT3、N1-3
→ 根治性同期放化疗，有残留病灶者，行残留病灶手术切除

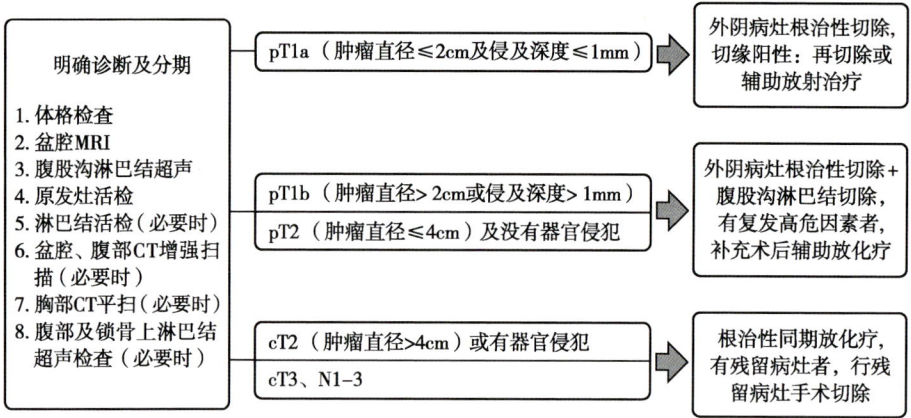

图 7-2　外阴癌诊疗路径

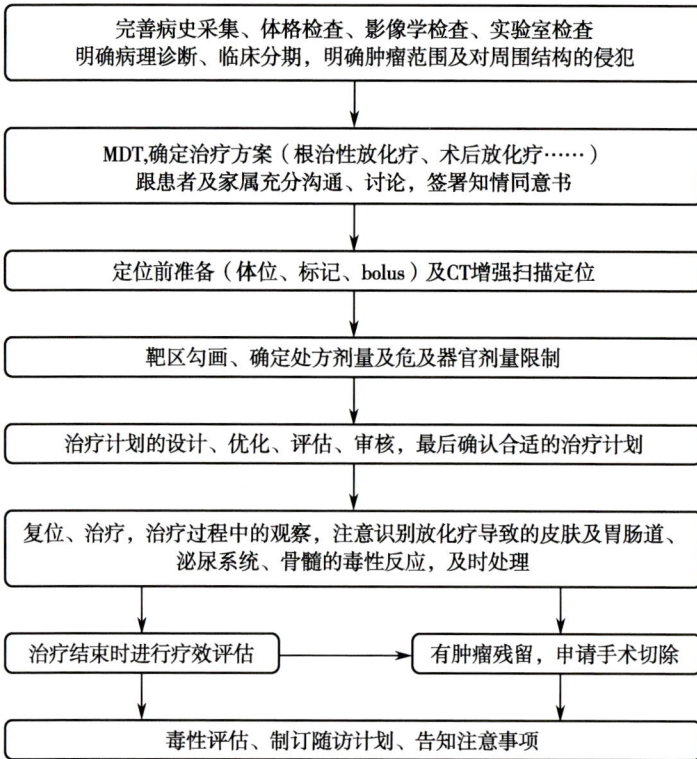

完善病史采集、体格检查、影像学检查、实验室检查
明确病理诊断、临床分期，明确肿瘤范围及对周围结构的侵犯
↓
MDT,确定治疗方案（根治性放化疗、术后放化疗……）
跟患者及家属充分沟通、讨论，签署知情同意书
↓
定位前准备（体位、标记、bolus）及CT增强扫描定位
↓
靶区勾画、确定处方剂量及危及器官剂量限制
↓
治疗计划的设计、优化、评估、审核，最后确认合适的治疗计划
↓
复位、治疗，治疗过程中的观察，注意识别放化疗导致的皮肤及胃肠道、泌尿系统、骨髓的毒性反应，及时处理
↓
治疗结束时进行疗效评估　→　有肿瘤残留，申请手术切除
↓
毒性评估、制订随访计划、告知注意事项

图 7-3　外阴癌放射治疗及患者管理流程图

第七节 外 照 射

一、定位

1. 定位前准备

（1）排空直肠、适当充盈膀胱。重视膀胱与直肠的准备，要求排空直肠内的宿便，可以使用开塞露或番泻叶等缓泻剂；要求膀胱有一定的充盈程度；同时在定位和治疗时尽量保持一致。

（2）注意清洁外阴及备皮，以利于放置标记及组织补偿物。明确使用体表组织补偿物的位置及范围，并标识于体表。淋巴结侵及皮肤的区域、原发灶暴露于体表的部位要使用组织补偿物（bolus）来提高该区域肿瘤组织的受照射剂量。注意要保持补偿物与体表的贴合性，以免影响照射剂量的分布。如果术后瘢痕处需要使用 bolus，bolus 应覆盖伤口周围至少 3cm 范围。标识重要解剖结构，例如肛门、外阴与下肢之间的皮肤皱褶、肿瘤边界，如图 7-4 所示。

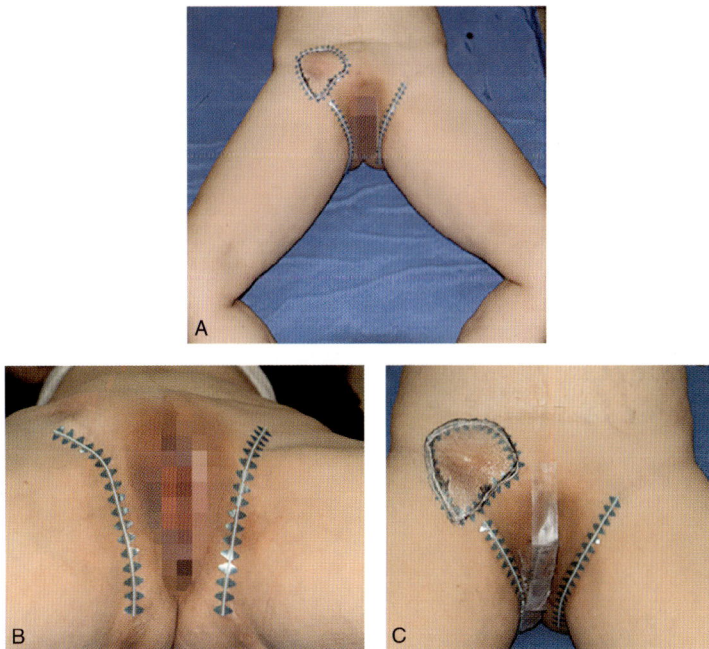

图 7-4 外阴癌放射治疗体位、体表标志、bolus 示意图

A：显示蛙形腿姿势；B：在双侧腹股沟、外阴与大腿皮肤皱褶处、肛门、肿瘤上下界放置标志（铅点及铅丝）；C：腹股沟淋巴结侵及皮肤区域及外阴处放置 bolus。

2. **体位固定** 确定体位固定装置,通常使用真空垫。确定扫描体位,设计双下肢摆放姿势(图7-4),常用仰卧位、双下肢呈"蛙形腿"姿势。但是,"蛙形腿"的分开程度要个体化。"蛙形腿"姿势可以避免腹股沟皮肤受高剂量照射、避免大腿内侧皮肤受到不必要的照射。如有特殊需要,可双下肢伸直。需要标记腹股沟与大腿之间的皮肤交界,尽量避免大腿内侧皮肤受到过多照射。

3. **CT 扫描** CT 增强扫描定位,明确扫描范围及层厚,扫描上、下界要超出靶区 3~5cm 范围,扫描层厚 5mm。

二、靶区勾画

分为根治性及术后放射治疗靶区勾画。

1. 根治性放射治疗靶区定义及勾画原则如表 7-4 所示,示意图如图 7-5、图 7-6 所示。

表 7-4 根治性放射治疗靶区勾画原则

靶区名称	定义及描述
GTV	基于影像及临床查体为基础的原发肿瘤(需要谨慎全面勾画侵犯范围,以保证 CTV 包含足够的风险区域)
GTV-Ln	基于影像及临床查体为基础的转移淋巴结
CTV	CTV 主要包括两部分:外阴及周围组织和淋巴引流区域
CTV-vulva	外阴及周围组织:通常包含整个外阴,还要注意以下情况 1. 如果 GTV 超出外阴区域,CTV 应包括肿瘤外 1cm 范围 2. 阴道受侵时,应包含侵犯部位上 3cm 范围 3. 肛管、膀胱、直肠受侵时,CTV 应包含原发灶周围 2cm 范围 4. 如原发灶位于尿道周围,CTV 应包含病灶外 2cm 的尿道;当病灶侵犯至中段或近端尿道时,整个尿道及膀胱颈需接受预防照射 5. 如肿瘤位于阴蒂,CTV 需包含病灶周围 2cm 范围,且在大部分病例中,应包含阴蒂悬韧带 6. 当肿瘤为多个病灶或原发肿瘤周围有卫星病灶、广泛的脉管侵犯、皮肤淋巴管侵犯时,要将肿瘤周围的一定范围的皮肤及皮下组织包括在 CTV 内 7. 当肿瘤侵及周边肌肉时,要根据临床情况确定将受侵犯的肌肉或比邻的一定边界内的肌肉及软组织包括在 CTV 内 备注 1. 勾画外阴 CTV 时,目前习惯于将阴阜与腹股沟一并勾画 2. 仔细参考冠状位及矢状位影像,能够帮助区分外阴与腹股沟及臀部的边界,建议定位时放置标记物,更有利于识别这些结构

续表

靶区名称	定义及描述
CTV-Ln	**淋巴引流区**：通常情况下淋巴引流区勾画双侧腹股沟区、双侧髂外、髂内及闭孔区 1. 当原发灶侵犯近端 1/2 阴道后壁时，同时需勾画骶前淋巴引流区（S1-3 水平） 2. 当原发灶侵犯肛门 / 肛管时，需包括双侧腹股沟、髂外、髂内、闭孔及直肠周（包含直肠系膜区）以及骶前区淋巴引流区（S1-3 水平） **腹股沟淋巴引流区边界**：上界为髂外血管离开骨盆移行为股血管水平；下界为大隐静脉与股静脉连接处下 2cm 范围（或小转子水平） **其他淋巴区域边界**：同盆腔淋巴引流区域勾画 备注 1. 腹股沟淋巴区勾画范围　股静脉周围 2~3.5cm 范围（缝匠肌与股直肌为外侧界，内侧界至耻骨肌 1/2 处或股血管内 2.5~3cm 处，前界至缝匠肌前缘水平） 2. 腹股沟区淋巴结转移、复发基本不发生于股静脉的后侧及外侧，该方向可不予扩大 3. 2016 年 RTOG《外阴癌靶区勾画和治疗共识》中，专家们对腹股沟区勾画范围存在争议，建议如果没有腹股沟区域的皮肤侵犯、没有淋巴结包膜外侵，CTV 可以不包括腹股沟全部的软组织 4. 如果没有腹股沟皮肤受侵、没有淋巴结包膜外侵，腹股沟 CTV 应收回至皮下至少 3mm 处
PTV-vulva	根据本单位摆位误差范围，确定 PTV-vulva 的具体数值。一般情况下在 CTV-vulva 外加 7~10mm 形成 PTV-vulva
PTV-Ln	根据本单位摆位误差范围，确定 PTV-Ln 的具体数值。一般情况下在 CTV-Ln 外加 5~7mm 形成 PTV-Ln

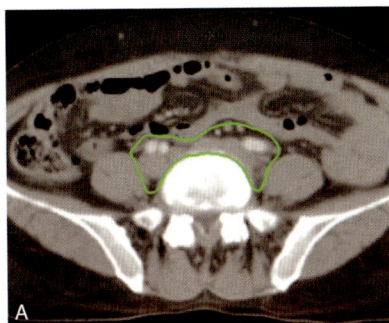

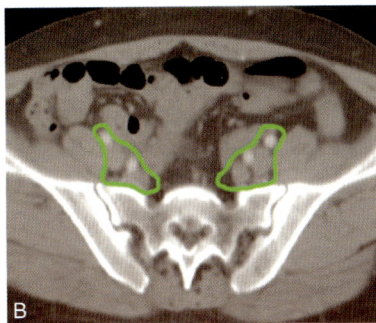

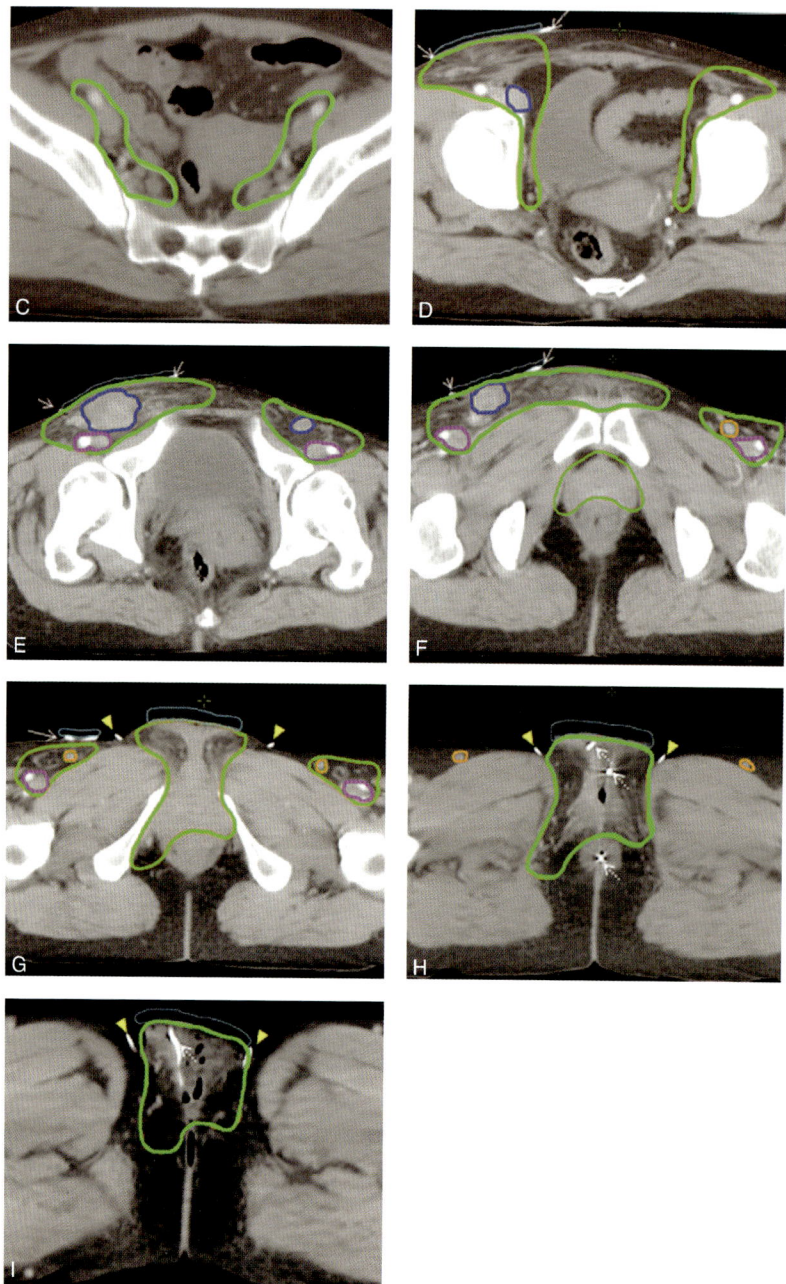

图 7-5 外阴癌根治性放射治疗靶区勾画示意图

A~C：显示双侧腹股沟区域，CTV 包括可疑临床浸润病灶；D~F：显示外阴 CTV 区域。绿色线：CTV；蓝色线：腹股沟可见淋巴结；浅蓝色线：Bolus；紫色线：股血管；橘色线：大隐静脉；黄色三角箭头：双侧腹股沟处标记铅丝；白色实线箭头：腹股沟 bolus 边界；白色虚线箭头：阴蒂、外阴肿瘤边界、肛门。

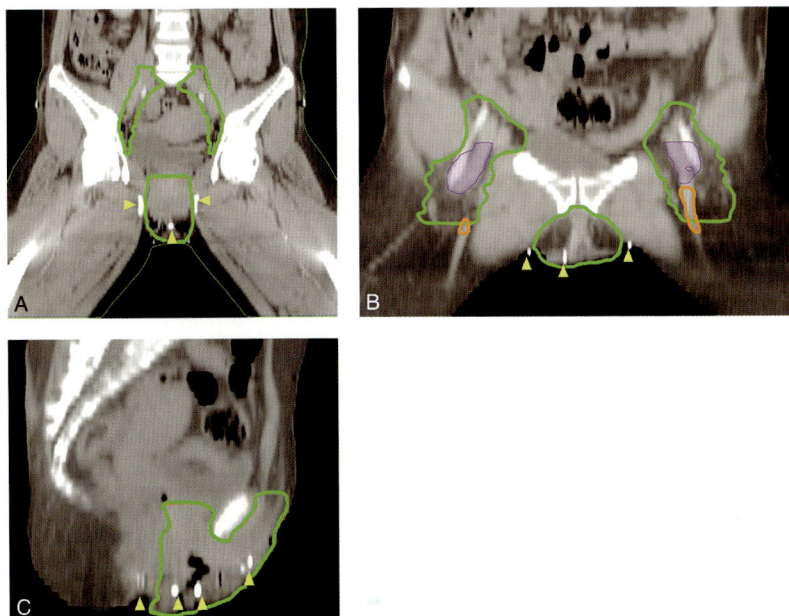

图 7-6　外阴癌 CTV 勾画示意图

A：冠状位，外阴与盆腔引流区；B：冠状位，外阴与腹股沟引流区；C：矢状位，外阴及周围可疑侵犯区域。绿色线：CTV；紫色线：股血管；橘色线：大隐静脉；黄色三角箭头：铅丝/铅点标记双侧腹股沟、阴蒂、肿瘤边界、肛门。

2. 术后靶区定义及勾画原则，如表 7-5 所示。

表 7-5　术后靶区定义及勾画原则

靶区名称	靶区定义及描述
CTV-vulva	包括全部外阴组织 1. 原发灶切缘阴性　整个瘤床都应该包括在 CTV 内。可选择性应用 bolus 2. 近切缘或阳性切缘　整个瘤床及高危切缘处周围 2cm 应包含在 CTV 内 备注：对手术瘢痕处进行标记，有助于局部推量照射范围的确定
CTV-Ln	淋巴引流区域勾画原则同根治性放射治疗原则
PTV	原则同根治性放射治疗原则

三、照射技术与剂量分割模式

目前，外阴癌的外照射主要采取 IMRT 技术。

1. **根治性放射治疗**　常规分割模式，1.8~2Gy/次，5次/周。外阴及盆腔淋巴引流区的亚临床病灶区域的照射剂量为45~50Gy/25次，可见的原发病灶及转移淋巴结局部推量至60~70Gy以上，具体剂量根据肿瘤部位、大小、治疗效果及急性毒副反应、是否同步化疗等因素决定。推量使用的放射治疗技术要根据肿瘤位置、周围器官受照射剂量限制等因素考虑，如果肿瘤位置表浅，可以使用电子线垂直照射。如果残留肿瘤适合进行近距离治疗，也可以使用近距离治疗技术给予局部推量照射。

一项来自NCDB的数据分析显示，外阴癌放射治疗联合同步化疗优于单纯放射治疗。同步化疗药物推荐顺铂周疗方案，每周40mg/m^2，但目前仍缺乏对比顺铂与其他化疗方案的临床随机研究。

2. **术后放射治疗**　术后外阴区域，如切缘阴性、有足够的手术切缘安全边界，建议接受45~50Gy照射；如切缘近、阳性或有LVSI，则局部考虑加量；如术后病理报告有腹股沟淋巴结转移，建议腹股沟区接受50Gy照射；如淋巴结有包膜外侵，建议术后局部剂量推至54~64Gy。腹股沟淋巴结区域的后程推量照射，可以采用局部电子线代替IMRT，完成推量照射。

3. **危及器官勾画及剂量限值**　基本原则参考子宫颈癌及宫体肿瘤。

（1）直肠：自肛缘开始，至直肠乙状结肠交界处结束，勾画直肠外壁。推荐$V_{45}<60\%$（肛门区域剂量不做特殊限制）。

（2）膀胱：自膀胱底部勾画至顶部，勾画膀胱外壁。$V_{45}<35\%$。

（3）股骨头：分别勾画双侧股骨头，包括整个股骨头及股骨颈，下界勾画至坐骨结节水平。$V_{30}<50\%$、$V_{40}<35\%$、$V_{44}<5\%$。

（4）肠管：定位前口服造影剂可更好分辨小肠与结肠，并分别勾画；如定位前未口服造影剂，建议一并勾画肠襻（包括乙状结肠）。下界勾画至小肠消失，上界勾画至PTV以上2cm范围。$V_{40}<30\%$。

第八节　近距离治疗

外阴癌的近距离治疗主要用于外照射45~50Gy后的残留病灶推量或复发病灶的姑息及根治性照射。当残留病灶不适合应用外照射推量时，可以选择组织间插植或贴敷近距离治疗。一项单中心的回顾性研究结果显示，38例外阴癌患者接受高剂量率近距离治疗，其中近距离治疗作为外照射补充时，中位EQD$_2$剂量为23.3Gy（13~37.3Gy），单纯近距离治疗中位剂量为38.4Gy

（35.5~46.7Gy），3个月后30例出现临床完全缓解，2例部分缓解，6例维持术后缓解状态。5年总生存率82%，局部控制率77%。

第九节　注意事项

一、注意事项

1. 清晰显示外阴解剖结构是准确勾画靶区的基础，利用MRI及CT增强扫描（必要时PET/CT、腹股沟淋巴结穿刺活检）明确肿瘤侵犯范围及转移部位。

2. 定位时下肢"蛙形腿"姿势对于降低腹股沟、外阴、大腿内侧正常皮肤的受照射剂量，减轻皮肤放射反应至关重要。另外，"蛙形腿"姿势还为受侵犯区域提供舒展、平坦的空间，有利于表面放置合适的bolus。

3. bolus放置的位置、范围、与体表的贴合性是成功提高表浅受累区域照射剂量的关键，可以使用3D打印技术制作个体化的bolus或定位模具，用于不平坦区域。使用密度类似于人体组织的耦合剂帮助bolus与体表贴合与固定。

4. 合理使用IMRT、近距离治疗、电子线照射技术，提高肿瘤照射剂量，保护肿瘤周围正常组织。

5. 治疗过程中，使用CBCT检测摆位误差及靶区位移范围，必要时重新定位、更改治疗计划。

二、毒副反应

注意放疗、化疗毒副反应的预防与治疗。放射治疗过程中100%的患者会出现皮肤反应，根据RTOG分级评价标准，Ⅰ~Ⅱ级占50%，Ⅲ~Ⅳ占50%。50%的患者发生Ⅰ~Ⅱ级急性胃肠道反应，25%的患者发生Ⅰ~Ⅱ级急性泌尿系统反应，严重胃肠道及泌尿系统放射性反应发生率低。接受淋巴结清扫及术后放射治疗的患者伤口并发症发生率更高，伤口裂开、感染等发生率高达50%。因为严重的皮肤放射性反应及伤口并发症而造成的放射治疗中断高达50%。因此，应当积极改进放射治疗技术、改良手术方式、合理使用组织补偿物、预防性使用皮肤黏膜辐射保护剂，降低并发症的发生，提高治疗效果。

第十节　预　　后

根据大数据资料显示,早期(FIGO Ⅰ/Ⅱ期)、局部晚期(Ⅲ~ⅣA)、晚期(ⅣB)的 5 年生存率分别为 86%、53%、19%。在发达国家及地区,诊断为 Ⅰ/Ⅱ 期的患者占主要比例。

淋巴结转移是最重要的预后因素,生存率与淋巴结转移个数明显相关,淋巴结阳性患者术后辅助放射治疗可以提高生存率。例如,没有淋巴结转移、伴有 1 个、2 个、2 个以上淋巴结转移患者的 2 年生存率分别为 88%、60%、43%、29%。对于淋巴结阳性患者,术后辅助放射治疗可以显著改善提高 DFS, 3 年的 DFS 由 25.9%(未接受术后放射治疗)提高到 39.6%(接受术后放射治疗)。

手术切缘状态是预后的关键因素,术后放射治疗可以提高手术切缘阳性患者的总生存率。研究显示切缘阳性患者术后观察的 5 年总生存率为 29%,接受术后放射治疗的患者为 67.6%(P=0.038)。

同期化疗提高生存率,回顾性临床研究分析了接受术后放射治疗的 1 797 例有淋巴结转移的外阴癌患者,和单纯放射治疗相比,接受同期化疗的患者 3 年生存率提高 7%。

调强放射治疗技术、同步放化疗模式、手术与放化疗结合提高了外阴癌的局控率和总生存率。2017 年 Rao 报告 39 例接受 IMRT、同步顺铂化疗、手术患者的治疗结果。对于根治性放射治疗、术后放射治疗、术前放射治疗患者, 3 年局部区域控制率分别为 42%、89%、80%, 3 年的总生存率分别为 49%、67%、100%。可见手术与放化疗的结合更有局部控制及生存优势。

参 考 文 献

[1] DE MARTEL C, FERLAY J, FRANCESCHI S, et al. Global burden of cancers attributable to infections in 2008: A review and synthetic analysis. Lancet Oncol, 2012, 13(6):607-615.

[2] SHANBOUR K A, MANNEL R S, MORRIS P C, et al. Comparison of clinical versus surgical staging systems in vulvar cancer. Obstet Gynecol, 1992, 80(6):927-930.

[3] UEDA Y, ENOMOTO T, KIMURA T, et al. Two distinct pathways to development of squamous cell carcinoma of the vulva. J Skin Cancer, 2011, 2011:951250.

[4] HINTEN F, VAN DEN EINDEN L C G, CISSEN M, et al. Clitoral involvement of squamous cell carcinoma of the vulva: localization with the worst prognosis. Eur J Surg Oncol, 2015, 41

（4）: 592-598.

[5] GAFFNEY D K, KING B, VISWANATHAN A N, et al. Consensus recommendations for radiation therapy contouring and treatment of vulvar carcinoma. Int J Radiat Oncol Biol Phys, 2016, 95（4）: 1191-1200.

[6] TAYLOR A, ROCKALL A G, REZNEK R H, et al. Mapping pelvic lymph nodes: guidelines for delineation in intensity-modulated radiotherapy. Int J Radiat Oncol Biol Phys, 2005, 63（5）: 1604-1612.

[7] VENDRELY V, GALLAND-GIRODET S, ORRÉ M, et al. Guidelines for delineation of pelvic lymph nodes in anal cancer treatment. Cancer Radiother, 2013, 17（5-6）: 566-570.

[8] MAHANTSHETTY U, NAGA P, ENGINEER R, et al. Clinical outcome of high-dose-rate interstitial brachytherapy in vulvar cancer: A single institutional experience. Brachytherapy, 2017, 16（1）: 153-160.

[9] GAY H A, BARTHOLD H J, O'MEARA E, et al. Pelvic normal tissue contouring guidelines for radiation therapy: a Radiation Therapy Oncology Group consensus panel atlas. Int J Radiat Oncol Biol Phys, 2012, 83（3）: e353-e362.

[10] JHINGRAN A, WINTER K, PORTELANCE L, et al. A phase II study of intensity modulated radiation therapy to the pelvis for postoperative patients with endometrial carcinoma: radiation therapy oncology group trial 0418. Int J Radiat Oncol Biol Phys, 2012, 84（1）: e23-e28.

[11] ZHOU J, SHAN G. The prognostic role of FIGO stage in patients with vulvar cancer: A systematic review and meta-analysis. Curr Med Res Opin, 2016, 32（6）: 1121-1130.

[12] MAHNER S, JUECKSTOCK J, HILPERT F, et al. Adjuvant therapy in lymph node-positive vulvar cancer: the AGO-CaRE-1 study. J Natl Cancer Inst, 2015, 107（3）: dju426.

[13] WOELBER L, EULENBURG C, CHOSCHZICK M, et al. Prognostic role of lymph node metastases in vulvar cancer and implications for adjuvant treatment. Int J Gynecol Cancer, 2012, 22（3）: 503-508.

[14] KUNOS C, SIMPKINS F, GIBBONS H, et al. Radiation therapy compared with pelvic node resection for node-positive vulvar cancer: a randomized controlled trial. Obstet Gynecol, 2009, 114（3）: 537-546.

[15] GILL B S, BERNARD M E, LIN J F, et al. Impact of adjuvant chemotherapy with radiation for node-positive vulvar cancer: A National Cancer Data Base（NCDB）analysis. Gynecol Oncol, 2015, 137（3）: 365-372.

[16] RAO Y J, CHUNDURY A, SCHWARZ J K, et al. Intensity modulated radiation therapy for squamous cell carcinoma of the vulva: treatment technique and outcomes. Adv Radiat Oncol, 2017, 2（2）: 148-158.

[17] LEE J, KIM S H, KIM G, et al. Treatment outcome in patients with vulvar cancer: comparison of concurrent radiotherapy to postoperative radiotherapy. Radiat Oncol, 2012, 30（1）: 20-26.

张莹　李围围　刘常浩　赵丽娜　魏丽春

第八章

阴道癌放射治疗

第一节　概　述

　　原发性阴道癌非常少见,好发于老年,占女性生殖系统恶性肿瘤的 1%~2%,肿瘤常呈多中心发生。由于阴道紧邻尿道、膀胱及直肠,手术治疗受限。不同部位的阴道淋巴引流途径不同,并且阴道血管及淋巴管丰富,吻合支多,应根据阴道受累的部位及分期进行个体化治疗。

　　原发性阴道癌病因不明,可能与病毒感染(人乳头瘤病毒)、盆腔放射治疗史、长期刺激和损伤等有关。阴道分泌物异常是阴道癌最常见的症状。早期多以不规则阴道出血或接触性出血、白带增多为主要症状。50% 的患者表现为不同程度的阴道排液,可为水样、米汤样或血性白带,若合并感染,则分泌物伴有异味。晚期肿瘤侵犯膀胱或直肠时,可出现尿频或里急后重感,发生转移时可出现转移部位的相应症状。

　　阴道癌的转移途径以直接蔓延和淋巴转移为主,晚期可有血行播散。阴道壁淋巴丰富,相互交融形成淋巴网,并于阴道两侧汇合成淋巴干,阴道上段淋巴回流至盆腔淋巴结,转移途径类似子宫颈癌。阴道下段肿瘤淋巴转移类似外阴癌,易转移至腹股沟淋巴结,而阴道中段肿瘤可双向引流。

第二节　病　理

　　该病早期病变为黏膜潮红,表面粗糙,可呈结节状、溃疡状,也可呈菜花样、乳头状,质脆,触之易出血,个别可表现为阴道黏膜光滑,但出现阴道狭窄,阴道壁僵直、质硬。组织学分型以鳞癌为主,占 90% 以上;腺癌次之,另外可见恶性黑色素瘤、肉瘤和生殖细胞肿瘤等。

第三节　分　　期

目前,阴道癌的分期常采用 FIGO 2012 年制定的临床分期标准。AJCC 第
8 版 TNM 分期与 FIGO 分期对应关系如表 8-1 和表 8-2 所示。

表 8-1　阴道癌分期

T 分期	FIGO 分期	原发肿瘤
T_X		原发肿瘤无法评估
T0		无原发肿瘤证据
T1	I	肿瘤局限于阴道
T1a		肿瘤≤2cm
T1b		肿瘤 >2cm
T2	II	肿瘤侵犯阴道旁组织,未侵及盆壁
T2a		肿瘤≤2cm
T2b		肿瘤 >2cm
T3	III	肿瘤侵犯盆壁,和 / 或侵犯远端 1/3 阴道和 / 或引起肾盂积水或无功能肾
T4	IVA	肿瘤侵犯膀胱和 / 或直肠黏膜或直接蔓延至真骨盆以外
N 分期	**FIGO 分期**	**区域淋巴结**
NX		区域淋巴结无法评估
N0		无区域淋巴结转移
N0(i+)		区域淋巴结内孤立肿瘤细胞群≤0.2mm
N1		盆腔和腹股沟淋巴结转移
M 分期	**FIGO 分期**	**远处转移**
M0		无远处转移
M1	IVB	有远处转移

表 8-2　阴道癌 AJCC 预后分期分组

分期	T	N	M
ⅠA	T1a	N0	M0
ⅠB	T1b	N0	M0
ⅡA	T2a	N0	M0
ⅡB	T2b	N0	M0
Ⅲ	T1~3	N1	M0
Ⅲ	T3	N0	M0
ⅣA	T4	任何 N	M0
ⅣB	任何 T	任何 N	M1

第四节　适应证和禁忌证

一、适应证

阴道癌发病率低,治疗缺少前瞻性多中心随机对照研究结果,一般借鉴子宫颈癌的治疗经验,并且根据病变分期和阴道受累部位进行个体化治疗。阴道毗邻直肠、膀胱及尿道,与周围组织安全距离小,手术很难达到根治目的。放射治疗是绝大多数阴道浸润癌的首选治疗方法。阴道癌的放射治疗包括外照射和近距离治疗两部分。Ⅰ期病变肿瘤表浅,可采用单纯腔内近距离治疗。Ⅱ期及Ⅱ期以上病变采用外照射联合腔内近距离治疗或组织间插植近距离治疗。

二、禁忌证

1. 相对禁忌证

(1)外周血白细胞总数 $<3.0 \times 10^9/L$,血小板计数 $<50 \times 10^9/L$,血红蛋白含量 $<90g/L$。

(2)合并传染病,如活动性肝炎、活动性肺结核。

(3)肿瘤已有广泛远处转移。

(4)经足量放射治疗后近期内复发者。

2. 绝对禁忌证

(1)4 级骨髓抑制,外周血白细胞总数 $<1 \times 10^9/L$,血小板计数 $<20 \times 10^9/L$。

（2）重要脏器（如心、肺、肝、肾等）功能严重不全者。

（3）急性或亚急性盆腔炎。

（4）精神疾病发作期。

（5）4级膀胱或直肠放射损伤。

第五节　放射治疗前准备

结合患者病史、查体及相关检查对患者病情进行充分评估。

一、实验室检查

1. 常规检查　血常规、尿常规、便常规、生化检查等。

2. 肿瘤标志物　SCC、CA12-5、CEA 等。

3. 其他　凝血功能、感染性疾病筛查、HPV 检测。

二、影像学检查

1. 盆腔 MRI、腹盆腔 CT、腹部超声、泌尿系统超声。

2. 胸部 X 线或胸部 CT。

3. 根据病情需要而定，超声心动图，心、肺功能测定，排泄性尿路造影，PET/CT 等。

三、妇科查体

妇科查体需要描述肿瘤的位置、形态、大小，病变累及范围，宫颈形态，子宫的大小及位置，三合诊判断宫旁情况（单/双侧、增厚情况及程度、子宫活动度），并在初治时与近距离治疗前记录。

四、病理检查

组织学检查明确病理，包括直视下活检、阴道镜活检或穿刺活检。

第六节　技　术　流　程

阴道癌根治性放射治疗包括体外照射和近距离治疗。外照射结束后依据妇科检查、阴道镜及盆腔 MRI 等检查,明确肿瘤残留范围,选择合适的施源器进行近距离治疗。具体技术流程如图 8-1 和图 8-2 所示。

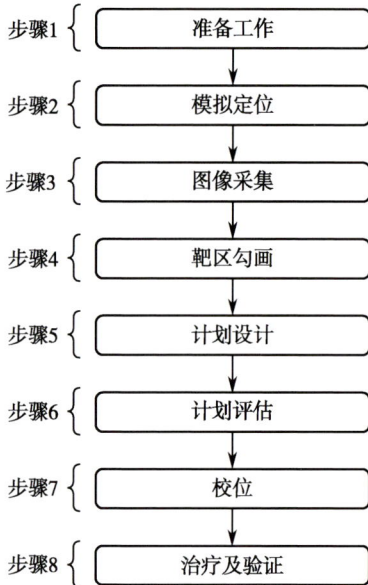

步骤1 { 准备工作 }

步骤2 { 模拟定位 }

步骤3 { 图像采集 }

步骤4 { 靶区勾画 }

步骤5 { 计划设计 }

步骤6 { 计划评估 }

步骤7 { 校位 }

步骤8 { 治疗及验证 }

图 8-1   阴道癌外照射技术流程

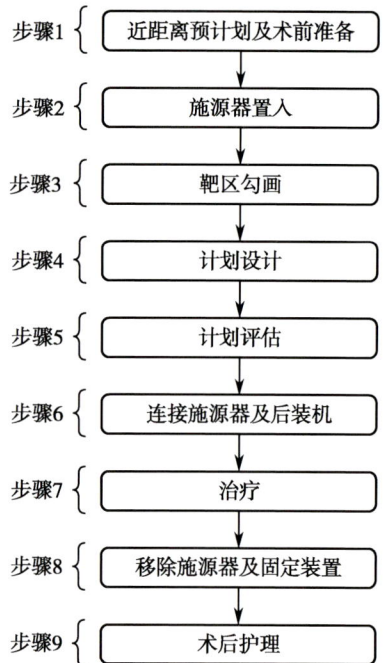

步骤1 { 近距离预计划及术前准备 }

步骤2 { 施源器置入 }

步骤3 { 靶区勾画 }

步骤4 { 计划设计 }

步骤5 { 计划评估 }

步骤6 { 连接施源器及后装机 }

步骤7 { 治疗 }

步骤8 { 移除施源器及固定装置 }

步骤9 { 术后护理 }

图 8-2   阴道癌近距离治疗技术流程

第七节 外 照 射

一、定位

1. **定位前准备**   患者定位前排空直肠、适当充盈膀胱、显影小肠。进行 CT 增强扫描定位者建议空腹准备。

2. **体位固位**   采用真空垫或热塑体膜进行体位固定。患者通常仰卧位,双上肢自然上举,双腿自然并拢平放。阴道置入标记物(如细金属丝)标记位置。

3. **CT 扫描**   建议进行 CT 增强扫描,过敏或严重肾功能不全者除外。扫描范围:上界为第 10 胸椎上缘,下界为坐骨结节下 5cm。扫描层厚为 3~5mm。

二、靶区勾画

外照射 CTV 包括原发灶,转移淋巴结及盆腔淋巴引流区。病灶累及阴道下 1/3,需行腹股沟淋巴引流区放射治疗或手术切除淋巴结。

1. 若肿瘤局限于阴道上 1/3,盆腔淋巴引流区放射治疗范围基本同子宫颈癌。若肿瘤累及阴道中 1/3,CTV 下界移至肿瘤下 1~2cm。若肿瘤累及阴道后壁上段或阴道直肠隔,CTV 应包括骶前和直肠周围淋巴引流区子宫颈癌(图 8-3~ 图 8-5)。对于阴道下 1/3 浸润的患者,CTV 还应包括双侧腹股沟淋巴引流区(双侧腹股沟淋巴引流区定义为血管周围 1~1.5cm 以及邻近脂肪 / 软组织的可见淋巴结,需除外骨、肌肉和皮肤),如图 8-6 所示。

2. PTV 目前对于阴道癌最优化的 CTV 外扩至 PTV 尚未达成共识,建议参照子宫颈癌的标准,CTV 基础上前后、左右方向外放 6~8mm,头脚方向外放 8~10mm 形成 PTV。

三、照射技术和剂量分割

阴道癌根治性放射治疗肿瘤区域剂量在 70~85Gy(EQD$_2$),各中心根据经验和患者具体情况而定。I 期病变,肿瘤表浅,可采用单纯腔内近距离治疗,黏膜表面剂量 70~80Gy(EQD$_2$)。

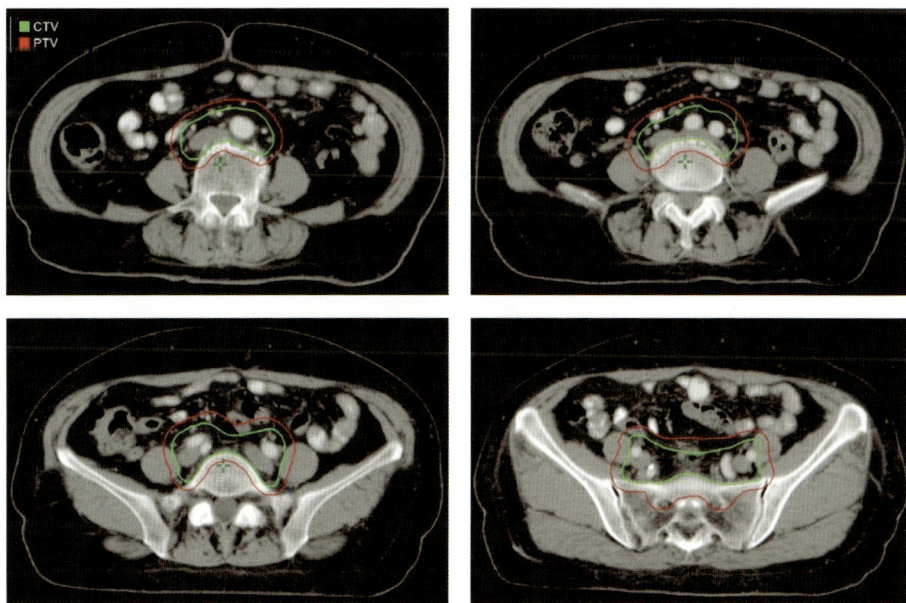

图 8-3 阴道癌外照射靶区勾画图示(盆腔上部)

绿色线为 CTV,包括髂总、髂内、髂外、骶前淋巴引流区,红色线为 PTV。

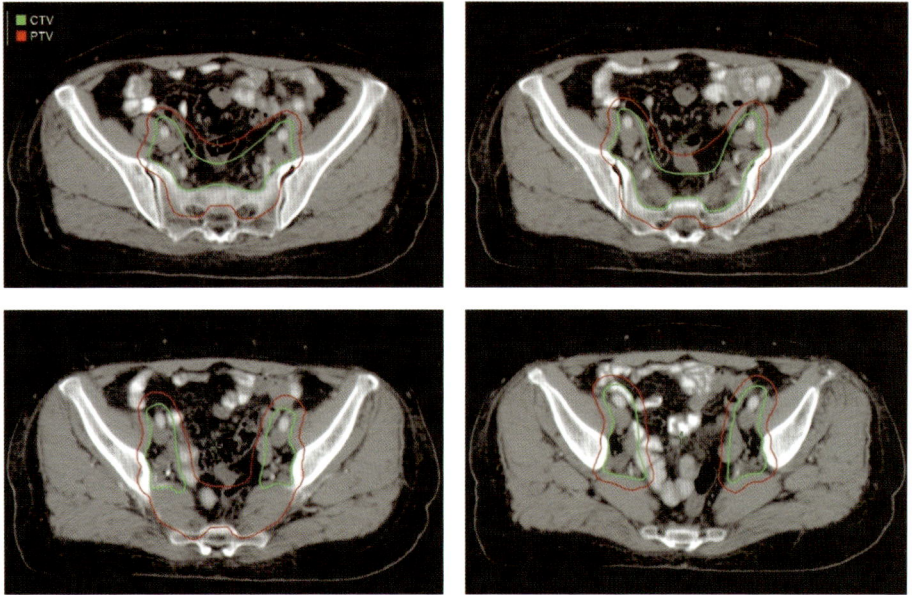

图 8-4   阴道癌外照射靶区勾画图示（盆腔中部）

绿色线为 CTV，包括髂内、髂外、骶前、闭孔淋巴引流区；红色线为 PTV。

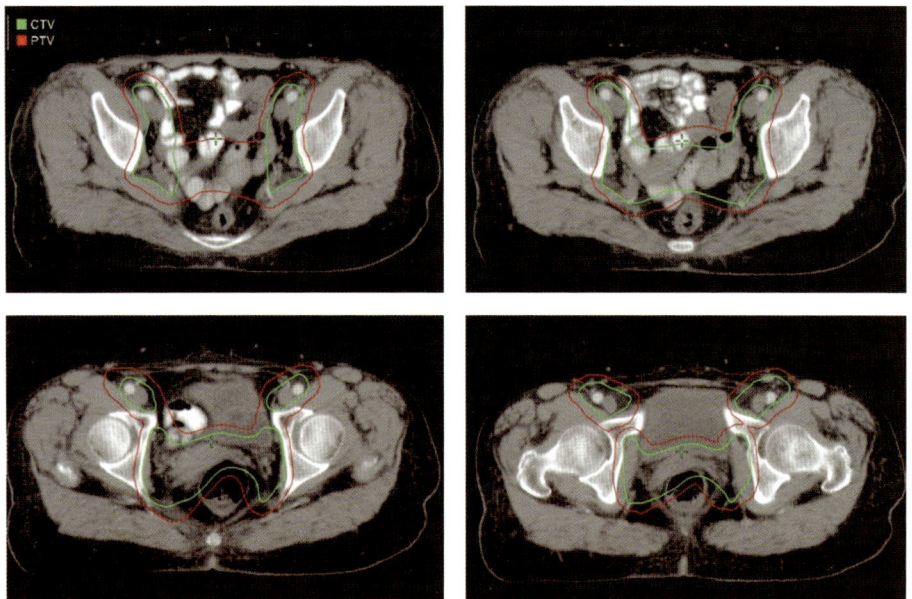

图 8-5   阴道癌外照射靶区勾画图示（盆腔下部）

绿色线为 CTV，包括髂内、髂外、闭孔淋巴引流区，宫颈及阴道；红色线为 PTV。

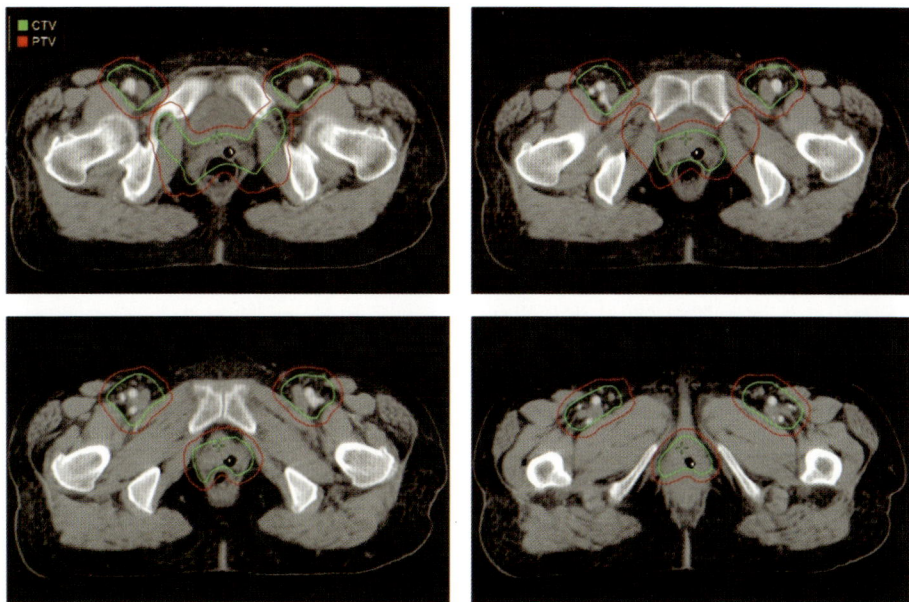

图 8-6　阴道癌外照射靶区勾画图示

绿色线为 CTV,包括阴道及腹股沟淋巴引流区;红色线为 PTV。

Ⅱ期及Ⅱ期以上阴道癌根治性放射治疗包括外照射和近距离治疗两部分。通常先给予外照射,照射剂量 40~50Gy/4~5 周,然后根据肿瘤分期残存情况给予腔内或组织间插植近距离治疗。2012 年美国放射学会推荐对浸润深度≥0.5cm 的阴道肿瘤进行组织间插植近距离治疗。

1. **目前通常采用调强放射治疗**　剂量:45~50Gy/4~5 周,常规分割,每次 1.8~2Gy。每日 1 次,每周 5 次,盆腔淋巴结剂量为 60~66Gy。

2. **危及器官剂量限值**　危及器官包括小肠、结肠、膀胱、直肠和双侧股骨头。对于病变位于阴道下 1/3 的患者,肛门也应作为危及器官。在接受辅助化疗的患者中,骨盆骨髓腔也应作为剂量限制器官以减少血液学毒性反应。危及器官剂量限值如表 8-3 所示。

表 8-3　阴道癌 IMRT 危及器官剂量限值

危及器官	剂量限值	危及器官	剂量限值
直肠	$D_{50} \leqslant 50Gy$ $D_{20} \leqslant 70Gy$	小肠	$D_5 \leqslant 50Gy$ $D_{max} \leqslant 52Gy$
膀胱	$D_{50} \leqslant 50Gy$ $D_{30} \leqslant 70Gy$	结肠	$D_5 \leqslant 50Gy$ $D_{max} \leqslant 55Gy$
股骨头	$D_5 \leqslant 50Gy$		

第八节　近距离治疗

阴道癌外照射结束后依据妇科检查、阴道镜及盆腔核磁等检查明确肿瘤残留范围,选择合适的施源器进行近距离治疗。根据残存肿瘤的大小、位置个体化选择施源器,以期达到最佳的靶区剂量和最大程度减少直肠和尿道剂量。浸润深度 <0.5cm 的病变可采用腔内近距离治疗。浸润深度 ≥0.5cm 的病变选择组织间插植近距离治疗。位于阴道上 1/3 的病变,建议采用宫腔管联合阴道柱状施源器。组织间插植近距离治疗建议采用模板施源器,有条件的单位可采用 3D 打印技术。阴道癌近距离治疗推荐图像引导三维近距离治疗。

一、近距离治疗靶区

HR-CTV 勾画范围　阴道残余肿瘤(阴道上段病变需包括全部宫颈)及病变组织。其中病变组织是指外照射后 MRI 影像上肿瘤周围灰色区域,即原发肿瘤经过外照射后水肿及纤维化的部分。

IR-CTV 在 HR-CTV 的基础上进行一定外扩,即 HR-CTV 左右及头脚方向外扩 10mm,前后方向外扩 5mm。对于阴道上段受侵的患者 IR-CTV 头脚向至少包括 10mm 宫体,10mm 阴道,宫颈前后左右 5~10mm。

二、近距离照射体积

近距离治疗时通过妇科检查和影像学检查确定残存病灶(HR-CTV)。阴道癌的近距离治疗布源长度至少超过肿瘤长度 1cm。二维近距离治疗采用剂量参考点设计计划:①病变表浅时,一般采用阴道黏膜下 0.5cm 为剂量参考点;②若肿瘤突出明显或浸润深,则采用阴道黏膜下 1.0~1.5cm 为剂量参考点,推荐图像引导三维治疗计划。

三、近距离治疗剂量

作为外照射的补充,通常给予 5~6Gy × 3~4 次,每周 2 次。

HR-CTV 总照射剂量(外照射 + 近距离治疗)的 $EQD_2 \geqslant 70Gy$。IR-CTV 总照射剂量(外照射 + 近距离治疗)的 $EQD_2 \geqslant 60Gy$。如果采用二维治疗计划,以 A 点评价剂量。对于体积较小的肿瘤,通常外照射加腔内近距离治疗总剂量 ≥70Gy 即可。

四、危及器官剂量限值

阴道癌近距离治疗危及器官剂量限值,如表 8-4 所示。

表 8-4　阴道癌近距离治疗危及器官剂量限值

危及器官	剂量限值（EQD$_2$）
膀胱（D$_{2cm^3}$）	≤90Gy
直肠（D$_{2cm^3}$）	≤75Gy
乙状结肠（D$_{2cm^3}$）	≤75Gy

第九节　注 意 事 项

一、注意事项

1. 阴道癌近距离治疗之前,建议再次行盆腔 MRI 和阴道镜检查,并由两名副主任医师及其以上资质的医生行妇科检查,确定残存肿瘤范围。

2. 近距离治疗施源器选择应根据残存肿瘤的大小、位置进行个体化选择,以达到最佳的靶区剂量,最大程度减少直肠和尿道的照射剂量。

二、毒副反应

1. **外阴炎、阴道炎**　放射治疗中阴道和外阴受到照射出现物理性炎症反应,表现为阴道黏膜水肿、充血、疼痛及阴道分泌物增多,外阴肿痛,严重时可出现溃疡和渗出。应加强阴道冲洗,局部用药,促进愈合。外阴保持清洁,局部保护创面,促进愈合。

2. **直肠反应**　表现为里急后重、腹泻、黏液便、便血和大便疼痛等。直肠镜检查可见宫颈或阴道水平附近的直肠前壁黏膜充血、水肿。必要时,应暂停放射治疗,给予止泻对症处理,应用促黏膜修复药物对症治疗。

第十节　预 后

对于原发性阴道癌的疗效文献中报道不一。最近文献报道阴道癌的 5 年生存率与子宫颈癌近似。美国 M. D. Anderson 肿瘤中心的一项研究，入组了 193 例阴道癌患者，结果显示 50 例 I 期患者的 5 年生存率为 85%，97 例 II 期患者的 5 年生存率为 78%，46 例 III~IVA 期患者的 5 年生存率为 58%。影响预后最重要的因素是初诊时阴道癌的临床分期、肿瘤大小和浸润深度。不同期别生存率分别为 I 期：75%~95%；II 期：50%~80%；III 期：30%~60%；IV 期：15%~50%。

参 考 文 献

［1］LEE L J, JHINGRAN A, KIDD E, et al. Acr appropriateness Criteria management of vaginal cancer, 2013, 27（11）: 1166-1173.

［2］BERIWAL S L, DEMANDS D J, ERICKSON B, et al. American Brachytherapy Society consensus guidelines for interstitial brachytherapy for vaginal cancer. Brachytherapy, 2012, 11（1）: 68-75.

［3］CHYLE V, ZAGARS G K, WHEELER J A, et al. Definitive radiotherapy for carcinoma of the vagina: outcome and prognostic factors. Int J Radiat Oncol Biol Phys, 1996, 35（5）: 891-905.

［4］PEREZ C A, GRIGSBY P W, GARIPAGAOGLU M, et al. Factors affecting long-term outcome of irradiation in carcinoma of the vagina. Int J Radiat Oncol Biol Phys, 1999, 44（1）: 37-45.

［5］DALRYMPLE J L, RUSSELL A H, LEE S W, et al. Chemoradiation for primary invasive squamous carcinoma of the vagina. Int J Gynecol Cancer, 2014, 14（1）: 110-117.

［6］FRANK S J, JHINGRAN A, LEVENBACK C, et al. Definitive radiation therapy for squamous cell carcinoma of the vagina. Int J Radiat Oncol Biol Phys, 2005, 62（1）: 138-147.

［7］FRANK S J, DEAVERS M T, JHINGRAN A, et al. Primary adenocarcinoma of the vagina not associated with diethylstilbestrol（DES）exposure. Gynecol Oncol, 2007, 105（2）: 470-474.

［8］GRAHAM K, WRIGHT K, CADWALLADER B, et al.20-year retrospective review of medium dose rate intracavitary brachytherapy in VAlN3. Gynecol Oncol, 2007, 106（1）: 105-111.

［9］BLANCHARD P, MONNIER L, DUMAS I, et al. Low-dose-rate definitive brachytherapy for high-grade vaginal intraepithelial neoplasia. Oncologist, 2011, 16（2）: 182-188.

［10］NIEDERHUBER J, DOROSHOW J, DOROSHOW J, et al. Abeloff's Clinical Oncology.5th edition. Elsevier, 2014.

［11］BERIWAL S, DEMANES D J, ERICKSON B, et al. American brachytherapy society consensus guidelines for interstitial brachytherapy for vaginal cancer. Brachytherapy, 2012, 11（1）: 68-75.

王铁君　郭杰　刘忠山

第九章

卵巢癌放射治疗

第一节 概 述

卵巢恶性肿瘤在全球女性生殖系统恶性肿瘤中居第三位，每年新发患者约 24 万例，死亡患者 15 万余例。我国每年新发卵巢癌患者 5.2 万余例，死亡2.3 万例。卵巢恶性肿瘤可以发生于任何年龄，不同组织学类型的肿瘤发病年龄各异，卵巢癌绝大多数发生于 50 岁以后。卵巢癌总发病率波动在（9~17）/10 万，除日本外，其在高收入国家中发病率高于低收入国家，发病率随年龄增加成比例升高。

卵巢癌传统的治疗方式包括手术治疗、化疗、靶向治疗等，目前卵巢癌放射治疗主要应用于复发性卵巢癌的姑息治疗。放射治疗作为卵巢癌辅助治疗已有 50 余年的历史，作为一种局部治疗手段，经历了不同的临床治疗策略变更，包括全腹和 / 或盆腔体外照射、腹盆腔放射性同位素灌注、转移病灶放射治疗等。

卵巢癌的放射治疗始于 20 世纪 50 年代，手术联合全腹放射治疗（whole abdominal irradiation，WAI）曾成为重要的治疗模式。由于多数研究未得到较好结果。并且因治疗相关胃肠道和血液毒副反应较大，该治疗模式最终被放弃。20 世纪 90 年代后，随着适形放射治疗、调强放射治疗等精准放疗技术的出现，卵巢癌术后化疗后的辅助放疗再次受到关注。

1992 年，Dembo 等学者在多伦多大学进行了一系列的前瞻性研究，结果表明，对于早期患者的术后辅助治疗或有微小残留病灶的晚期患者的术后治疗，全腹放射治疗显示出一定的优势。而对于复发性卵巢癌患者二次肿瘤细胞减灭术后，对腹腔内残留肿瘤患者全腹放射治疗，效果优于单纯盆腔或下腹部放射治疗，但放射治疗相关毒副反应仍需要特别关注，全腹照射的患者毒副反应较大，会出现胃肠反应、骨髓抑制以及不同程度的肝肾损伤，甚至放射治疗可能因此被迫中断。肠粘连和肠梗阻是主要的晚期反应,肠梗阻的发生率为 4%~12%,大多数为 10% 左右,晚期并发症还偶有放射性膀胱炎、严重的吸收不良等。随着调强技术的普及,2003 年,Christophe Tournigand 等开展了一项术后全腹调强放射治疗对比化疗的临床研究,入组 172 例 FIGO Ⅲ期卵巢癌患者,诱导化疗后完全病理切除,随机分为全腹放射治疗组和化疗组,全腹放射治疗组 5 年生存率优于化疗组,证实了放射治疗的优效性,且未出现严重毒副反应。2007 年及 2010 年,分别有两项 Ⅰ期临床实验结果发表,证实 FIGO Ⅲ期卵巢癌患者在完成理想减瘤术及辅助化疗后,再给予全腹放射治疗的可行性及有效性。该研究为了控制放射治疗相关毒副反应,单次剂量 1.5Gy,总剂量为 30Gy,治疗中无患者因毒副反应而中断治疗。2011 年进行的 Ⅱ期临床研究,进一步证实了放射治疗后正常组织的毒性控制,表明对于术后化疗后完全缓解的 FIGO Ⅲ期卵巢癌患者,全腹放射治疗是可行的选择。2015 年 Nathalie Rochet 等研究也得到类似结论。但由于纳入数目少且缺少更多的研究数据,全腹放射治疗未列入指南或成为共识。

腹盆腔放射性同位素灌注近些年来较少应用,常用的放射性同位素有放射性 ^{32}P,其主要应用于早期患者,如肿瘤破裂、腹水等的预防性治疗及腹腔内散在小残留病灶的术后治疗,其主要治疗特点为穿透性有限,药物分布区域可接受高剂量照射;但药物无法主动分布,易于受腹腔内肿瘤、粘连等因素影响,疗效无法保证,危及器官照射剂量无法评估。同时,^{32}P 还可引起化学性腹膜炎、胃肠炎、腹痛、注射部位血肿、皮损等并发症。腹痛发生率为 15%~20%。化学性或感染性腹膜炎为 2%~3%。最严重的晚期并发症是小肠梗阻,为 5%~10%。但随着临床研究的深入,发现 ^{32}P 的疗效与化疗相当或略低于化疗,目前已逐渐被腹腔灌注化疗取代。

复发转移性卵巢癌是目前主要的放射治疗指征,主要应用于以下两个方面:①经过初次手术,足够的术后化疗及二次探查术阳性患者的挽救治疗;②术后化疗后局部肿瘤进展或复发化疗耐药患者的姑息治疗。但在以全身化疗为主导的治疗方案下,需要严格掌握适应证,综合考虑患者的病理类型、分期、肿瘤分级,治疗目的等来综合制订治疗计划。目前,缺乏复发卵巢癌大规模随机对照研究,因此治疗指南中较少推荐使用放射治疗作为晚期卵巢癌的治疗选择。但一些单中心回顾性或前瞻性研究结果显示,复发性卵巢癌进行放射治疗可以获得良好的客观缓解率及改善总生存率。Chundury 等的研究共入组复发性卵巢癌患者 27 人,复发部位包括淋巴结、盆腔、阴道、腹壁等,放射治疗方式选择外照射,处方剂量为 50.4Gy。CR 达到 70%,10 年局部无进展生存率(local progression free survival, LRFS)为 60%、OS 为 19%、DFS 为 20%,无 3 级及以上毒副反应。Choi 等共入组复发性卵巢癌患者 47 人,复发部位为淋巴结、脑、骨、盆腔等，放射治疗方式选择外照射，平均等效生物剂量为50.4Gy（28.0Gy~79.2Gy），CR率达到66.7%，PFS时间达到16.2个月，无3级及以上毒副反应。

随着免疫及靶向药物研究的深入，药物治疗对于卵巢癌的权重有增无减，但放射治疗可以作为卵巢癌治疗的重要补充，仍是一种有效的辅助性或姑息性治疗方法。淋巴结转移是卵巢癌复发的常见部位，腹主动脉旁淋巴结转移和锁骨上淋巴结转移最为常见，淋巴结转移如为孤立而较小的病灶或转移灶，放射治疗也许可取得较好效果。

第二节 病 理

卵巢恶性肿瘤包括几种组织学类型，上皮型卵巢癌约占90%，其他包括卵巢低恶性潜能肿瘤恶性生殖细胞肿瘤、癌肉瘤（卵巢恶性混合性苗勒氏瘤）和恶性性索-间质肿瘤等，具体如表9-1所示。

表 9-1 2014 年 WHO 卵巢肿瘤组织病理分类

浆液性肿瘤
  浆液性囊腺瘤（良性）
  浆液性腺纤维瘤（良性）
  浆液性表面乳头状瘤（良性）
  浆液性交界性肿瘤/非典型增生性浆液性肿瘤（交界性）
  浆液性交界性肿瘤—微乳头亚型/非侵袭性低级别浆液性癌（原位癌/上皮内瘤变Ⅲ级）
  低级别浆液性癌（恶性）
  高级别浆液性癌（恶性）
黏液性肿瘤
  黏液性囊腺瘤（良性）
  黏液性腺纤维瘤（良性）
  黏液性交界性肿瘤/非典型增生性黏液性肿瘤（交界性）
  黏液性癌（恶性）
子宫内膜样肿瘤
  子宫内膜异位囊肿（良性）
  子宫内膜样囊腺瘤（良性）

续表

子宫内膜样腺纤维瘤（良性）

子宫内膜样交界性肿瘤 / 非典型增生性子宫内膜样肿瘤（交界性）

子宫内膜样癌（恶性）

透明细胞肿瘤

透明细胞囊腺瘤（良性）

透明细胞腺纤维瘤（良性）

透明细胞交界性肿瘤 / 非典型增生性透明细胞肿瘤（交界性）

透明细胞癌（恶性）

Brenner 肿瘤

Brenner 瘤（良性）

交界性 Brenner 瘤 / 非典型增生性 Brenner 瘤（交界性）

恶性 Brenner 瘤

浆黏液性肿瘤

浆 - 黏液性囊腺瘤（良性）

浆 - 黏液性腺纤维瘤（良性）

浆 - 黏液性交界性肿瘤 / 非典型增生性浆 - 黏液性肿瘤（交界性）

浆 - 黏液性癌（恶性）

未分化癌（恶性）

间叶源性肿瘤

低级别子宫内膜间质肉瘤（恶性）

高级别子宫内膜间质肉瘤（恶性）

混合性上皮性 / 间叶源性肿瘤

腺肉瘤（恶性）

癌肉瘤（恶性）

性索间质肿瘤（单纯间质肿瘤）

纤维瘤（良性）

富于细胞性纤维瘤（交界性）

卵泡膜细胞瘤（良性）

硬化性腹膜炎的黄素化卵泡膜细胞瘤（良性）

纤维肉瘤（恶性）

硬化性间质瘤（良性）

印戒细胞间质瘤（良性）

续表

微囊性间质瘤（良性）

Leydig 细胞瘤（良性）

类固醇细胞瘤（良性）

恶性类固醇细胞瘤（恶性）

性索间质肿瘤（单纯性索肿瘤）

成年型颗粒细胞瘤（恶性）

幼年型颗粒细胞瘤（交界性）

Sertoli 细胞瘤（交界性）

环状小管性索间质瘤（交界性）

伴异源成分（恶性）

网状型（交界性）

非特指性索间质肿瘤（交界性）

生殖细胞肿瘤

无性细胞瘤（恶性）

卵黄囊瘤（恶性）

胚胎癌（恶性）

非妊娠性绒癌（恶性）

成熟性畸胎瘤（良性）

未成熟畸胎瘤（恶性）

混合性生殖细胞肿瘤（恶性）

单胚层畸胎瘤和伴皮样囊肿的体细胞型肿瘤

良性卵巢甲状腺肿（良性）

恶性卵巢甲状腺肿（恶性）

类癌（恶性）

卵巢甲状腺肿类癌（交界性）

黏液性类癌（恶性）

神经外胚层肿瘤

皮脂腺瘤（良性）

皮脂腺癌（恶性）

其他少见单胚层畸胎瘤

鳞状细胞癌（恶性）

其他癌

续表

生殖细胞 - 性索间质肿瘤

    性母细胞瘤（包括伴恶性生殖细胞肿瘤的性母细胞瘤）（交界性）

    混合性生殖细胞 - 性索细胞肿瘤（未分类）（交界性）

    杂类肿瘤

    卵巢网腺瘤（良性）

    卵巢网腺癌（恶性）

    Wolffian 肿瘤（交界性）

    小细胞癌（高钙血症型）（恶性）

    Wilms 肿瘤（恶性）

    副神经节瘤（交界性）

    实性假乳头状肿瘤（交界性）

间皮肿瘤

    腺瘤样瘤（良性）

    间皮瘤（恶性）

软组织肿瘤

    黏液瘤（良性）

    其他

肿瘤样病变

    卵泡囊肿（良性）

    黄体囊肿（良性）

    巨大孤立性黄素化卵泡囊肿（良性）

    高反应性黄素化（良性）

    妊娠黄体瘤（良性）

    间质增生（良性）

    间质泡膜增生症（良性）

    纤维瘤病（良性）

    重度水肿（良性）

    Leydig 细胞增生（良性）

其他

    淋巴瘤（恶性）

    浆细胞瘤（恶性）

    髓系肿瘤（恶性）

第三节 分　　期

卵巢癌的分期包括 FIGO 分期和 AJCC 的 TNM 分期标准。目前临床多采用 FIGO 2014 年的手术病理学分期标准。AJCC 第 8 版分期与 FIGO 分期的对应关系,如表 9-2、表 9-3 所示。

表 9-2　卵巢癌分期

T 分期	FIGO 分期	原发肿瘤
T_X		原发肿瘤无法评估
T0		没有原发肿瘤证据
T1	I	肿瘤局限于卵巢或输卵管
T1a	I A	肿瘤局限于一侧卵巢(未累及包膜)或一侧输卵管,卵巢或输卵管表面没有肿瘤,腹水或腹腔冲洗液中没有恶性细胞
T1b	I B	肿瘤局限于双侧卵巢(未累及包膜)或双侧输卵管,卵巢或输卵管表面没有肿瘤,腹水或腹腔冲洗液中没有恶性细胞
T1c	I C	肿瘤局限于一侧或双侧卵巢或输卵管,有如下情况之一
T1c1	I C1	术中手术导致肿瘤破裂
T1c2	I C2	术前肿瘤包膜破裂或卵巢、输卵管表面出现肿瘤
T1c3	I C3	腹水或腹腔冲洗液中出现恶性细胞
T2	II	肿瘤累及一侧或双侧卵巢或输卵管,伴有盆腔蔓延(在骨盆缘以下)或腹膜癌
T2a	II A	肿瘤蔓延至和/或种植于子宫和/或输卵管和/或卵巢
T2b	II B	肿瘤蔓延至盆腔的其他腹膜内组织
T3	III	肿瘤累及一侧或双侧卵巢或输卵管或原发性腹膜癌,伴有细胞学或组织学确认的盆腔外腹膜播散,和/或转移至腹膜后淋巴结
T3a	III A2	骨盆外(骨盆缘之上)累及腹膜的微小转移,伴有或不伴有腹膜后淋巴结阳性

续表

T 分期	FIGO 分期	原发肿瘤
T3b	ⅢB	骨盆缘外累及腹膜的大块转移，最大直径≤2cm，伴有或不伴有腹膜后淋巴结阳性
T3c	ⅢC	骨盆缘外累及腹膜的大块转移，最大直径>2cm，伴有或不伴有腹膜后淋巴结阳性
N 分期	**FIGO 分期**	**区域淋巴结**
NX		区域淋巴结无法评估
N0		无区域淋巴结转移
N0（i+）		局部淋巴结中分离的肿瘤细胞不大于 0.2mm
N1	ⅢA1	仅有腹膜后淋巴结阳性（细胞学或组织学确认）
N1a	ⅢA1（ⅰ）	转移灶最大直径≤10mm（注意是肿瘤直径而非淋巴结直径）
N1b	ⅢA1（ⅱ）	转移灶最大直径>10mm
M 分期	**FIGO 分期**	**远处转移**
M0		无远处转移
M1	Ⅳ	远处转移包括胸腔积液细胞学阳性,肝脾实质转移,转移至腹腔外器官（包括腹股沟淋巴结和腹腔外淋巴结）,肿瘤穿透肠壁
M1a	ⅣA	胸腔积液细胞学阳性
M1b	ⅣB	肝脾实质转移,转移至腹腔外器官（包括腹股沟淋巴结和腹腔外淋巴结）,肿瘤穿透肠壁

表 9-3　AJCC 预后分期分组

分期	T	N	M
Ⅰ	T1	N0	M0
ⅠA	T1a	N0	M0
ⅠB	T1b	N0	M0
ⅠC	T1c	N0	M0
Ⅱ	T2	N0	M0
ⅡA	T2a	N0	M0

续表

分期	T	N	M
ⅡB	T2b	N0	M0
ⅢA1	T1/2	N1	M0
ⅢA2	T3a	N0/N1	M0
ⅢB	T3b	N0/N1	M0
ⅢC	T3c	N0/N1	M0
Ⅳ	任何T	任何N	M1
ⅣA	任何T	任何N	M1a
ⅣB	任何T	任何N	M1b

注：肝、脾包膜转移为Ⅲ期（原发肿瘤T3），肝实质转移及腹腔内空腔脏器全层累及为ⅣB期；胸腔积液必须找到恶性细胞才能分为ⅣA期；如果细胞学检查阳性，应注明是腹水还是腹腔冲洗液。

第四节　适应证和禁忌证

一、适应证

卵巢癌放射治疗尚未有指南推荐，作为一种局部治疗手段，与手术、化疗、靶向治疗等配合，在复发、进展卵巢癌患者中，可以解决临床实际问题，获得较好的临床疗效。复发患者的总体治疗原则是缓解症状、延缓疾病进展、延长生存期。卵巢癌病理类型复杂，不同病理类型放射治疗的敏感性差异很大，最为常见的上皮性癌为放射治疗中度敏感类型，无性细胞瘤、颗粒细胞瘤为放射治疗高度敏感类型，确定放射治疗方案时均需要综合考虑。放射治疗适应证主要包括如下几个。

1. 经过手术和足疗程的化疗后仍存在微小残留病灶。

2. 术后化疗后局部肿瘤进展或复发，全身治疗无效或无法耐受的患者。

3. 放射治疗高度敏感病理类型病理中，因无法耐受、拒绝手术及化疗者。

目前，适应证范围无病种特异性，同时因为缺乏大规模随机对照研究，权威指南中也少有推荐，临床实际应用仍以个体化为主要适用原则，需要综合症状体征、治疗情况、预后及放射治疗损伤进行个体化评估。

二、禁忌证

1. 一般状态差,预期生存期小于 3 个月。

2. 肠道粘连性肠梗阻或不能明确原因的肠梗阻。

3. 病灶累及膀胱、肠道、阴道等,可能存在瘘管高风险或无法判断的瘘管病情。

4. 腹水、肝脏、肾脏等实质脏器的转移一般认为是放射治疗的相对禁忌证。

5. 放射治疗存在晚期毒副反应,如肠梗阻、骨髓抑制,需要注意严格掌握适应证,避免影响后续治疗。

第五节　放射治疗前准备

一、实验室检查

1. **常规检查**　血、尿、便常规检查,生化检查。

2. **肿瘤标志物**　CEA、CA12-5、人附睾蛋白 4（human epididymis protein 4, HE4）、癌抗原 15-3（cancer antigen 15-3, CA15-3）、CA19-9、甲胎蛋白（a-fetoprotein, AFP）、人绒毛膜促性腺激素（human chorionic gonadotropin, β-HCG）等。CA12-5 对于卵巢癌的诊断、疗效评价及预后判断具有重要的地位,放射治疗前血清 CA12-5 的检查可以为放射治疗过程中的疗效评价提供帮助,放射治疗后 CA12-5 的水平如恢复正常,往往提示放射治疗获得很好的减瘤效果。

3. **其他**　凝血功能、感染性疾病筛查。

二、影像学检查

1. **腹盆腔 CT 和超声**　超声与 CT 是卵巢癌诊断及治疗后复查的重要检查手段。超声可以判断卵巢肿物的大小及性质,以及与周围组织的关系,但由于肠腔内气体的干扰,对于腹腔内转移病灶的判断敏感性较低。相比之下,腹部及盆腔的 CT 检查则可以更好地判断腹腔内的肿物及盆腔、腹膜后淋巴结的转移情况,对于放射治疗靶区的确认具有重要作用。

2. **MRI**　腹腔、肝脏、盆腔 MRI 对于卵巢癌放射治疗前的准备也变得尤为重要。CT 对于卵巢癌肝脾被膜表面转移敏感性较差,对于体积较大的转移灶无法确定明确的边界,且一些小的转移灶在 CT 上无法发现,而 MRI 的 T_2

像、T_2压脂像以及弥散像能更清楚地确认较大肿瘤与正常组织的边界,更高的敏感度也可以使较小的肿瘤被及时发现。对于腹腔、盆腔的肠道与肠系膜表面的转移,由于 MRI 磁化与检测时间较长,肠道的蠕动会产生较大伪影,引起图像质量下降,会给这部分转移肿瘤的确定及边界的判断带来困难。因此,在 MRI 检查前给予山莨菪碱等药物抑制肠道蠕动频率是必要的,可以尽可能地减小肠道伪影。

3. PET/CT　具有更高的敏感性,进行全身影像检查对卵巢癌的分期起到至关重要的作用。但因为价格昂贵尚未普及,对没有条件的患者可以采用普通 CT 结合 MRI 进行肿瘤相关全身检查。

三、病理检查

不同组织学亚型肿瘤具有不同的生物学行为和放射治疗敏感性,患者需要明确病理诊断。

第六节　技术流程

放射治疗的卵巢癌患者病例以转移淋巴结、盆腔孤立病灶、骨转移等较为常见,放射野主要包括原始病灶及亚临床靶区,治疗目的以姑息减症为主;不同部位主要涉及的分割方式、危及器官保护不尽相同。下面以最为常见的腹主动脉旁淋巴结转移姑息性调强放射治疗为例(图 9-1)。

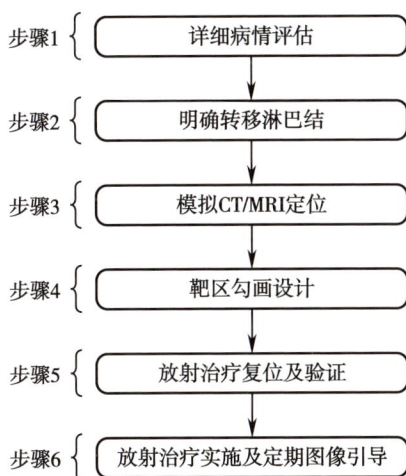

步骤1 { 详细病情评估

步骤2 { 明确转移淋巴结

步骤3 { 模拟CT/MRI定位

步骤4 { 靶区勾画设计

步骤5 { 放射治疗复位及验证

步骤6 { 放射治疗实施及定期图像引导

图 9-1　卵巢癌腹主动脉旁淋巴结转移姑息性调强放射治疗技术流程

第七节　外　照　射

一、定位

1. 定位前准备　肠道准备,必要时给予止咳、止疼对症处置。

2. 体位固定　采用热塑体膜/真空垫进行体位固定。仰卧位,双手抱头,手臂自然放置定位床上,固定上下躯干,尽量让患者感觉自然舒适,以获得良好重复性(图9-2)。

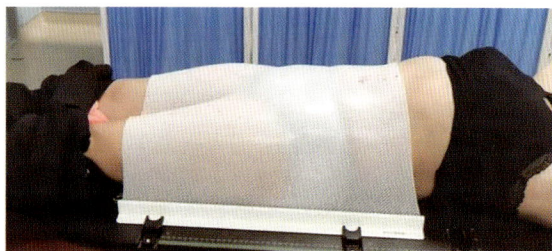

图9-2　体位固定(仰卧位,热塑体膜固定)

3. CT扫描　建议行CT增强扫描。范围以病灶为中心,上下预留足够范围,保证危及器官勾画,如肾脏。层厚1.5~3mm(图9-3)。

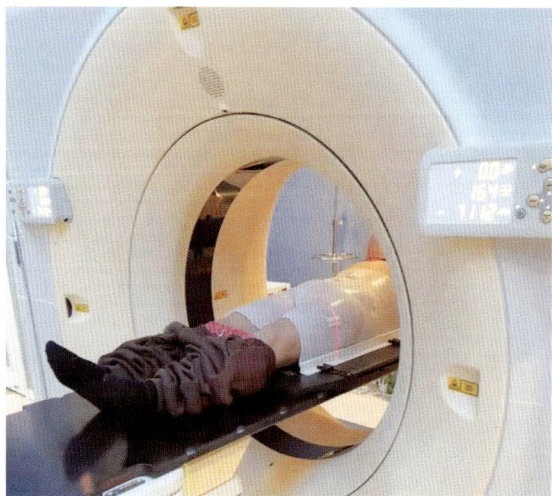

图9-3　CT定位(采用头先进、仰卧位扫描)

　　有条件行 MRI 模拟定位时，患者体位、固定方式、标记点位置同 CT 扫描，MRI 定位扫描对于转移淋巴结边界、位置、周围解剖结构有不可替代的优势（图 9-4）。如有条件，建议 PET/CT 扫描，并与 CT 增强扫描行图像融合勾画靶区，避免遗漏靶区。

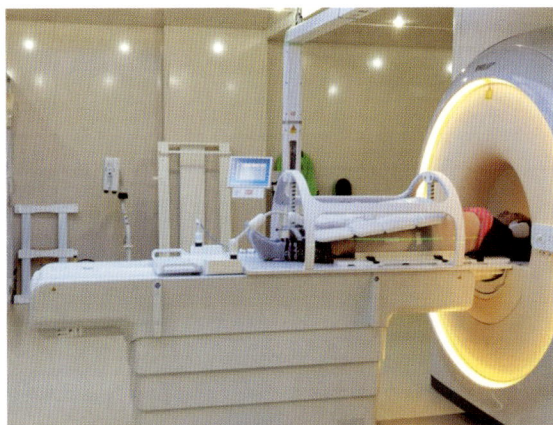

图 9-4　MRI 定位

体位与 CT 定位基本相同，扫描序列以 T_1WI 及 T_2WI 为主，必要时可添加弥散序列，注意常规 MRI 扫描相关事项及胃肠道准备。

二、靶区勾画

　　靶区和危及器官具体定义与描述，如表 9-4 和表 9-5 所示。

表 9-4　靶区定义与描述

靶区	定义和描述
GTV$_{nodal}$	肉眼可见的阳性淋巴结
CTV$_{nodal}$	GTV$_{nodal}$+椎体前转移侧淋巴结引流区
PTV$_{nodal}$	CTV$_{nodal}$+5mm

表 9-5　危及器官定义与描述

器官	定义和描述
小肠	小肠肠管外壁，自 PTV 上缘至下缘或乙状结肠曲折部，必要时需包括乙状结肠、升结肠和降结肠
肾脏	双侧整个肾实质

续表

器官	定义和描述
骨髓	骨髓腔 包括 PTV 内包含的骨髓腔范围 上界：PTV 上缘 下界：PTV 下缘
膀胱	膀胱外壁
股骨头	整个股骨头，不包括股骨颈

图 9-5 和图 9-6 为一例铂耐药复发，抗血管靶向治疗持续进展的卵巢癌患者，腹主动脉旁淋巴结转移，经 CT/MRI 模拟定位，进行姑息性放射治疗。

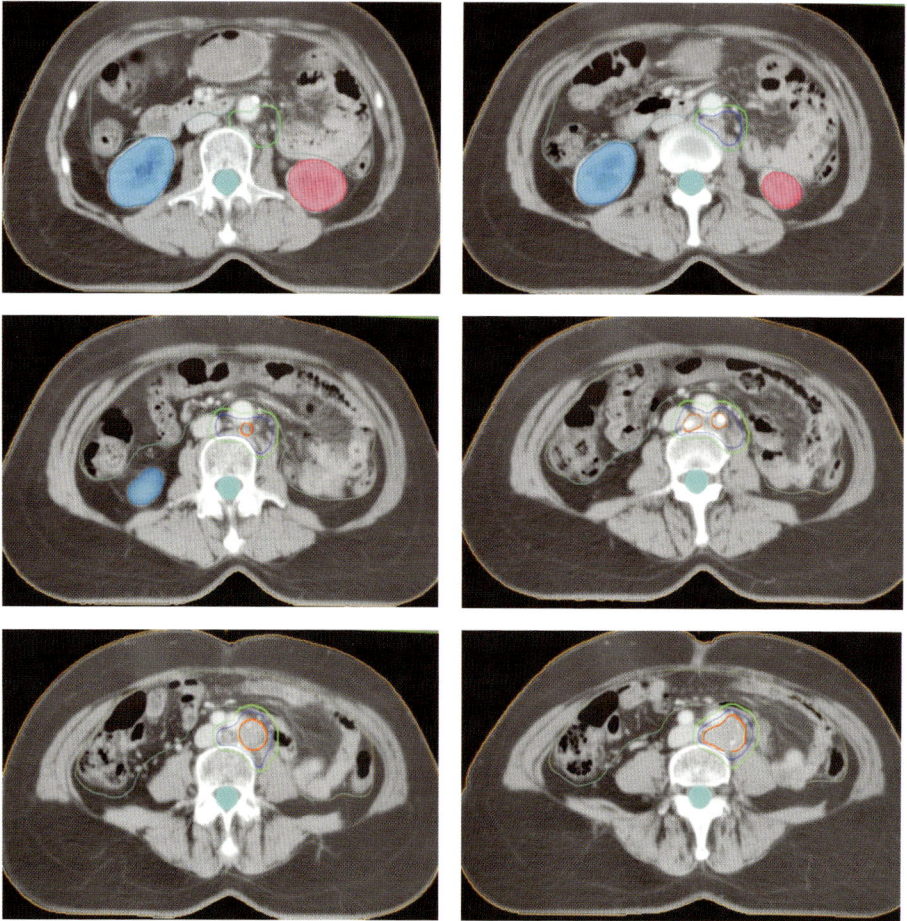

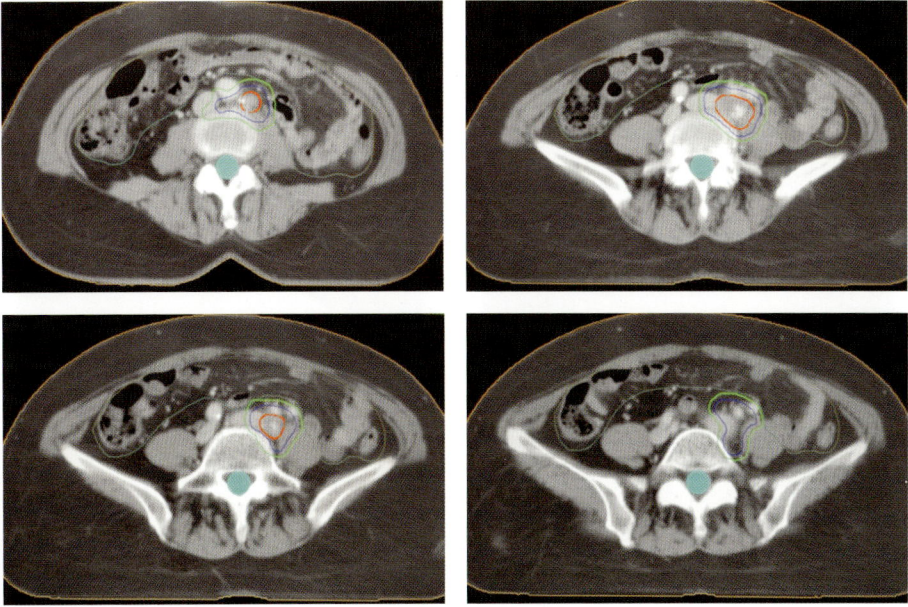

图 9-5　靶区示意图

治疗靶区包括 GTVnodal（红色线）、临床靶区 CTVnodal（蓝色线）及计划靶区 PTVnodal（绿色线）。GTVnodal 主要包括两种影像学检查证实的转移淋巴结，CTVnodal 包括转移侧腹主动脉旁淋巴引流区。

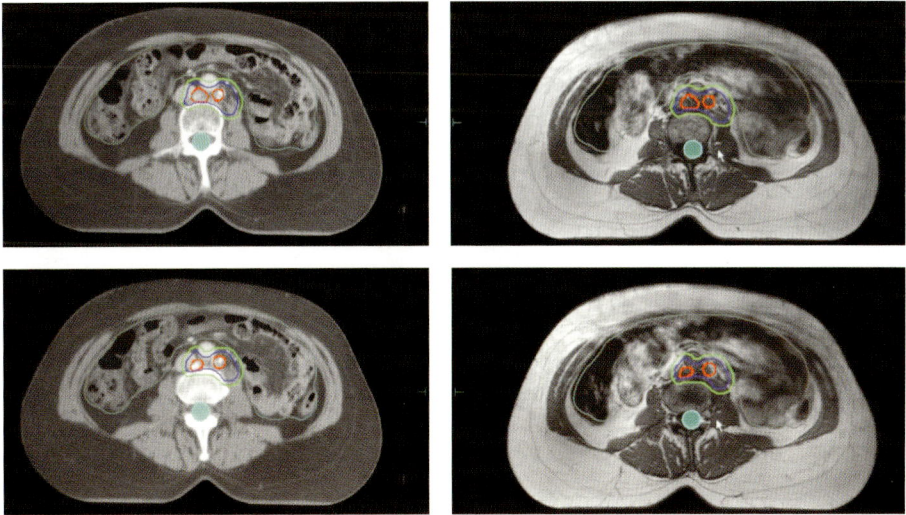

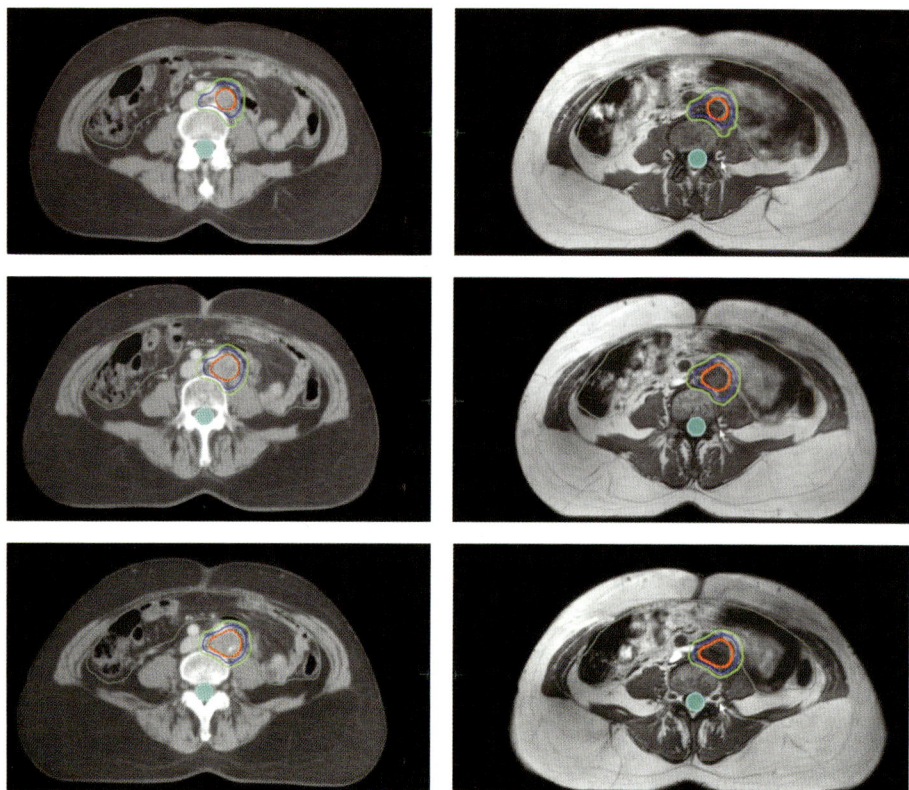

图 9-6　不同层面 CT 定位图像与 MRI 定位图像对比示意图

三、照射技术和剂量分割模式

转移淋巴结放射治疗,建议调强放射治疗技术,常规分割方式,1.8Gy/ 次,59.4Gy/33 次 /6 周。治疗开始 4~5 周后,根据肿瘤缩退情况及时调整放射治疗计划。靶区要求最高剂量 <110%~115% 处方剂量,高剂量区不能落在危及器官范围内。最低剂量 >93% 处方剂量。

危及器官剂量限值:脊髓 D_{max}<40Gy;膀胱 V_{50}<50%;股骨头 V_{38}<5%;小肠 V_{30}<50%;肾脏 V_{25}<33%,平均剂量 ≤15Gy。

第一次治疗开始前行 CT 引导下复位核对,并进行 CBCT 扫描,配准计划图像与扫描图像,一般应控制误差在 3mm 范围内,建议每周行 1~3 次 IGRT,减少摆位误差。

第八节 注意事项

卵巢癌放射治疗目前尚无指南推荐,应在放射治疗前对患者的临床分期、肿瘤大小、病理、肿瘤分级等因素综合考虑治疗计划,积极制定个体化治疗方案。

第九节 预 后

卵巢癌预后因病理类型不同差异较大,目前认为预后独立因素包括:①初诊时肿瘤分期;②肿瘤的组织学类型和分化程度;③细胞减灭术后残留病灶的最大直径。放射治疗介入时机,一般在病程中后期,以缓解症状、控制病情进展为主,多配合其他治疗手段。目前复发卵巢癌放射治疗照射剂量多为 50.4~60.6Gy,一般转移淋巴结放射治疗等效生物剂量应 >50Gy。目前文献报道,局部病灶的完全缓解率在 65% 左右,2 年 OS 率可达 50%,LRFS 率可达90% 以上。良好的治疗效果除了与治疗本身相关,还与患者的肿瘤全身情况控制良好有关。

参 考 文 献

[1] SIEGEL R L, MILLER K D, JEMAL A. Cancer statistics, 2019. CA Cancer J Clin, 2019, 69（ 1 ）: 7-34.

[2] CHEN W Q, ZHENG R S, BAADE P D, et al. Cancer statistics in China, 2015. CA Cancer J Clin, 2016, 66（ 2 ）: 115-132.

[3] LINDNER H, WILLICH H, ATZINGER A. Primary adjuvant whole abdominal irradiation in ovarian carcinoma. Int J Radiat Oncol Biol Phys, 1990, 19（ 5 ）: 1203-1206.

[4] FYLES A W, DEMBO A J, BUSH R S, et al. Analysis of complications in patients treated with abdomino-pelvic radiation therapy for ovarian carcinoma. Int J Radiat Oncol Biol Phys, 1992, 22（ 5 ）: 847-851.

[5] WHELAN T J, DEMBO A J, BUSH R S, et al. Complications of whole abdominal and pelvic radiotherapy following chemotherapy for advanced ovarian cancer. Int J Radiat Oncol Biol Phys, 1992, 22（ 5 ）: 853-858.

［6］TOURNIGAND C, LOUVET C, MOLITOR J L, et al. Long-term survival with consolidation intraperitoneal chemo-therapy for patients with advanced ovarian cancer with pathological complete remission. Gynecol Oncol, 2003, 91（2）: 341-345.

［7］PETIT T, VELTEN M, D'HOMBRES A, et al. Long-term survival of 106 stage Ⅲ ovarian cancer patients with minimal residual disease after second-look laparotomy and consolidation radiotherapy. Gynecol Oncol, 2007, 104（1）: 104-108.

［8］ROCHET N, STERZING F, JENSEN A D, et al. Intensity-modulated whole abdominal radiotherapy after surgery and carboplatin/taxane chemotherapy for advanced ovarian cancer: phase I study. Int J Radiat Oncol Biol Phys, 2010, 76（5）: 1382-1389.

［9］ROCHET N, KIESER M, STERZING F, et al. Phase II study evaluating consolidation whole abdominal intensity-modulated radiotherapy（IMRT）in patients with advanced ovarian cancer stage FIGO Ⅲ-the OVAR--IMRT-02 Study. BMC Cancer, 2011, 11: 41.

［10］ROCHET N, LINDEL K, KATAYAMA S, et al. Intensity-modulated whole abdomen irradiation following adjuvant carboplatin/taxane chemotherapy for FIGO stage Ⅲ ovarian cancer: four-year outcomes. Strahlenther Onkol, 2015, 191（7）: 582-589.

［11］CHUNDURY A, APICELLI A, DEWEES T, et al. Intensity modulated radiation therapy for recurrent ovarian cancer refractory to chemotherapy. Gynecol Oncol, 2016, 141（1）: 134-139.

［12］CHOI N, CHANG J H, KIM S, et al. Radiation for persistent or recurrent epithelial ovarian cancer: a need for reassessment. Radiat Oncol J, 2017, 35（2）: 144-152.

孙宝胜　孟凡旭

第十章

放射治疗后复发子宫颈癌治疗

第一节　盆腔中央型复发治疗

《NCCN 宫颈癌临床实践指南》对放射治疗后不同类型复发患者给出治疗建议：盆腔中心型复发（central pelvic recurrence，CPR）患者可考虑盆腔廓清术±术中放射治疗；病灶较小者可选择子宫切除术或近距离治疗。子宫颈癌放射治疗后 CPR 且无盆壁侵犯和远处转移者，推荐选择盆腔廓清术。经过筛选的患者，接受盆腔脏器廓清术后的 5 年生存率为 30%~60%，但并发症发生率高，围手术期死亡率为 1%~10%，患者生活质量下降明显。病灶小于 2cm 的中央型复发，可行广泛性子宫切除术。对于盆腔放射治疗后的复发子宫颈癌，再程放射治疗需谨慎。由于受到正常器官剂量限制，外照射应用相对受限。该部位的解剖特点适合高剂量率近距离治疗（high-dose-rate brachytherapy，HDR-BT）的应用，结合近距离治疗（brachytherapy，BT）的剂量学特点，可以使肿瘤局部剂量高，而周围正常组织损伤小。再程 ISBT 能保留器官的结构和功能，从而提高患者的生活质量。病灶浸润深度 <5mm，可选择腔内近距离治疗。多数复发患者病灶浸润深度 ≥5mm，建议组织间插植近距离治疗。

从 2015 年开始北京大学第三医院将 3D 打印技术引入高剂量率组织间插植（high-dose-rate interstitial brachytherapy，HDR-ISBT）领域，研发出 3D 打印个体化模板，即 3D 打印高剂量率模板（3D-printing HDR template，3D-PHT），使 ISBT 精度、效率和质量大幅度提高。本节的技术流程主要针对 3D-PHT 辅助 ISBT 治疗，其他 HDR-BT 技术可参考。

一、ISBT 适应证和禁忌证

1. **适应证**　①盆腔放射治疗后 CPR；②影像学和病理学证实；③手术困难或患者不接受手术；④无全身转移或有全身转移经过积极治疗后病情稳定

者;⑤术前计划达到处方剂量要求;⑥可耐受麻醉或组织间插植治疗者。

2. 相对禁忌证　①广泛转移,预期生存期 <3 个月;②碘造影剂过敏,无法行 CT 增强扫描的患者。

3. 禁忌证　①存在阴道瘘;②有严重出血倾向,血小板计数 ≤50×10⁹/L 和凝血功能严重紊乱者(凝血酶原时间 >18s,凝血酶原活动度 <40%);③抗凝治疗和/或抗血小板凝聚药物应在组织间插植治疗前至少停用 1 周;④严重合并症:严重糖尿病,高血压,心、肺、肾功能不全,感染期、免疫功能低下者。

二、ISBT 治疗前准备

治疗前应明确患者一般状况、复发情况和既往放射治疗情况,包括复发间隔时间、复发部位、病变大小及累及范围、既往接受放射治疗的部位和剂量、既往放射治疗的危及器官剂量和毒副反应。进行妇科查体,完善血常规,生化检查(肝肾功、电解质、血糖),凝血功能,感染筛查以及盆腔 CT 增强扫描和盆腔 MRI,必要时可增加 PET/CT 检查。综合评估,建议进行多学科讨论。

三、3D-PHT 辅助 ISBT 技术流程

应用 3D-PHT 辅助 HDR-ISBT 时需要进行术前 CT 模拟定位、术前计划设计和模板设计、实施治疗。每一个步骤需要严格的质量控制(图 10-1)。

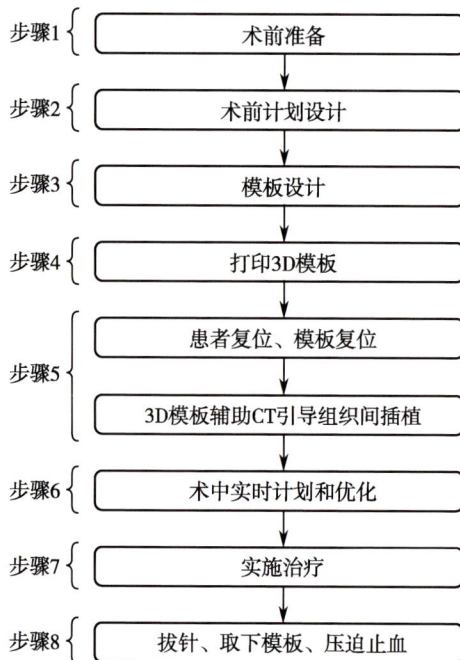

步骤1 { 术前准备

步骤2 { 术前计划设计

步骤3 { 模板设计

步骤4 { 打印3D模板

步骤5 { 患者复位、模板复位
　　　　3D模板辅助CT引导组织间插植

步骤6 { 术中实时计划和优化

步骤7 { 实施治疗

步骤8 { 拔针、取下模板、压迫止血

图 10-1　3D 打印模板辅助高剂量率近距离治疗盆腔中央型复发子宫颈癌技术流程示意图

1. 术前 CT 模拟定位　①根据具体情况进行准备工作,包括禁食、留置尿管充盈膀胱、肠道准备、肠道显影、阴道内留置施源器;②截石位,真空垫进行体位固定;③CT 增强扫描,扫描上界至病变上 5cm,下界至外阴下 5~10cm,扫描层厚 3mm;④体表标记:根据患者体位和激光线对患者体表和体位固定装置上进行标记(图 10-2)。

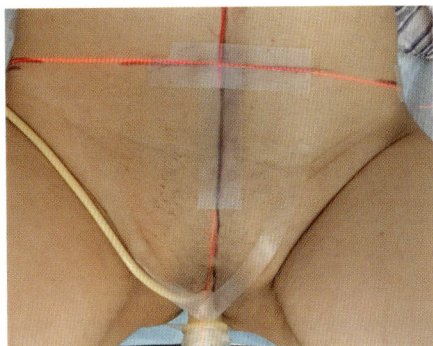

图 10-2　CT 模拟定位

2. 术前计划设计和 3D 模板打印　①将 CT 定位图像传送到近距离治疗计划系统;②结合妇科查体、MRI 和 PET/CT 勾画靶区以及危及器官,定义处方剂量。③物理师进行计划设计(图 10-3)和模板设计(图 10-4),包括模板大小、位置和针道信息,医师审核确认。④根据计划系统设计的针道信息进行个体化模板打印。

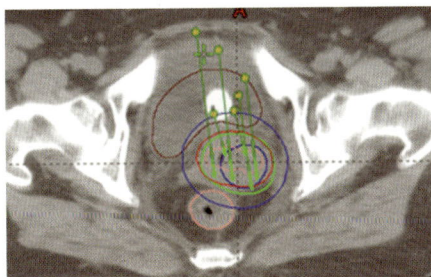

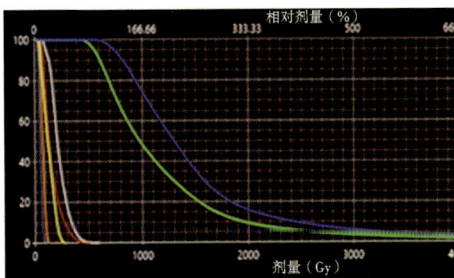

图 10-3　术前计划

3. 实施治疗　①患者呈截石位,局部浸润麻醉或腰麻联合硬膜外麻醉,根据术前计划设计复位模板和插植穿刺针(图 10-5)。②术中实时计划:术中进行 CT 扫描,将图像传送到计划系统,进行针道验证和实时计划(图 10-6)。③实施治疗:将患者转运到后装治疗机房进行治疗。④返回准备室,拔出插植针和模板,压迫止血和加压包扎。腰麻联合硬膜外麻醉者返回病房,心电血压监护。

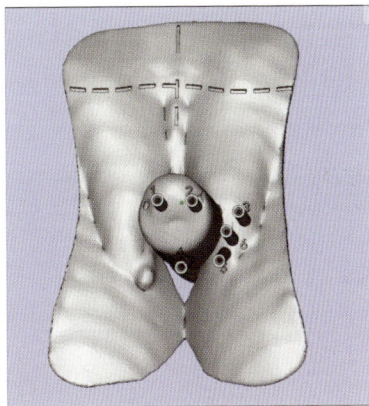

图 10-4　模板设计

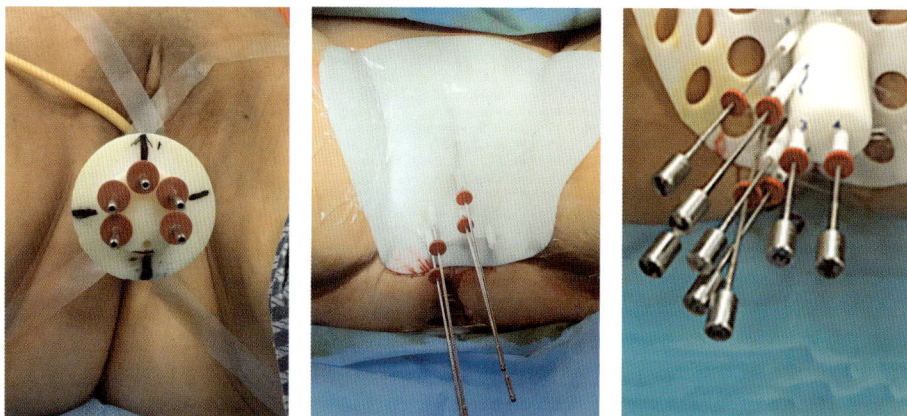

图 10-5　植入插植针

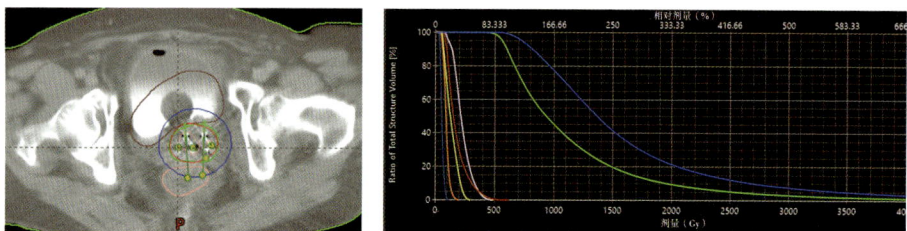

图 10-6　术中治疗计划

四、靶区勾画

再程 HDR-ISBT 靶区和危及器官勾画可参照 GEC-ESTRO 工作组建议和 ICRU89 号报告中对原发子宫颈癌近距离治疗时靶区的定义。GTV：影像及妇科检查的可见肿瘤。HR-CTV：GTV 外扩 0.5~1cm。勾画靶区时建议采用 MRI 融合图像（图 10-7 和图 10-8）。危及器官包括靶区周围的直肠、膀胱、乙状结肠、小肠。

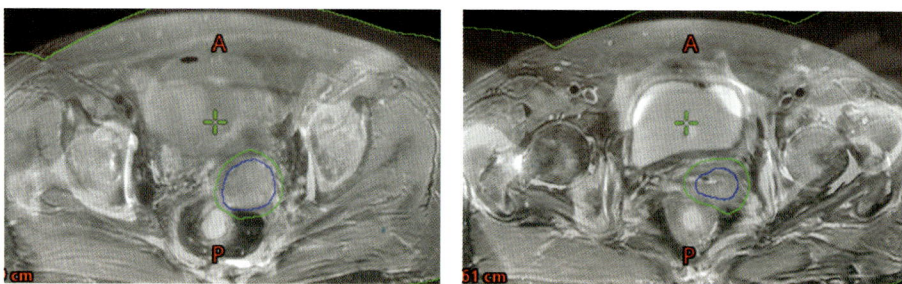

图 10-7　MRI 与 CT 融合图像

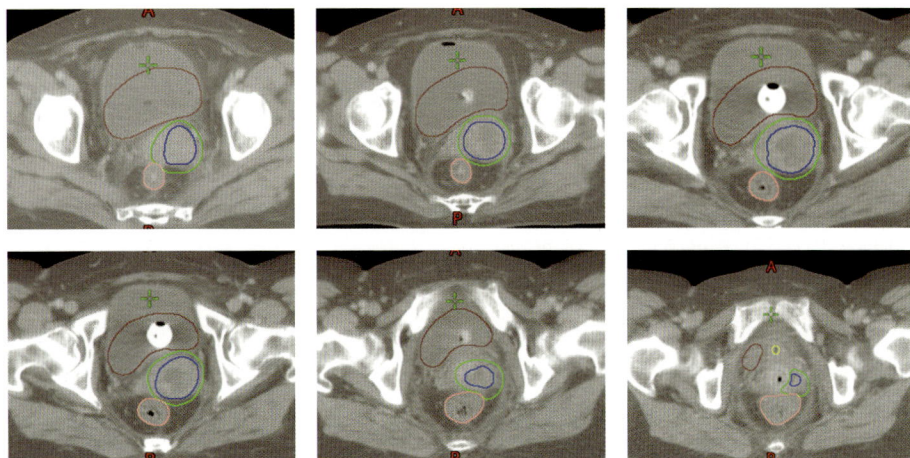

图 10-8 复发子宫颈癌 HDR-BT 靶区（非连续层面，蓝色线为 GTV，绿色线为 HR-CTV）

五、剂量

1. 剂量分割 目前治疗剂量及分割模式无统一标准。根据肿瘤大小、两次放射治疗间隔时间、既往外放射治疗剂量、正常组织耐受程度等因素选择每次 3~10Gy 不等的照射剂量。

分割模式主要有以下几种：①组织间插植 1 次，2 次 / 天（间隔 >6 小时），连续治疗。②组织间插植 2 次，2 次 / 天（间隔 >6 小时），每次连续治疗 2~3 次，两次插植间隔 1 周。③分次插植，36Gy/6 次，1~2 次 / 周，应用 3D-PHT 引导。总治疗剂量 >40Gy EQD_2 者局部控制率高。

2. 危及器官剂量限值 HDR-ISBT 再程放射治疗缺乏正常组织剂量限量的推荐。既往二维治疗时代，危及器官参考点的剂量描述不完整。同时，随着二维治疗计划和三维治疗计划危及器官评估方式的变化，现有的文献中缺乏对累积剂量的描述。此外，患者两程放射治疗的间隔时间也影响再次放射治疗正常组织的耐受情况。Zolciak-Siwinska 研究认为直肠和膀胱 D_{2cm^3}<100Gy EQD_2 是安全剂量。

六、注意事项

1. 严格把握适应证，合理治疗。

2. 围手术期处理。按照规范进行充分的术前准备。合并阴道内感染患者，需进行充分的阴道冲洗、局部或全身应用抗生素。

3. 密切关注患者治疗期间毒副反应，及时对症治疗，必要时调整治疗计划。

七、预后

有文献报道,放射治疗间隔时间、肿瘤体积、治疗剂量均与预后相关,高危因素越多,预后越差,治疗获益越低。Mabuchi 等报道,52 例中心型复发患者利用 HDR-BT 治疗,肿瘤局部控制率为 76.9%,中位生存时间 32 个月,3 级和 4 级毒副反应发生率为 25%。Siwinska 等报道,针对 CPR 应用组织间插植再程放射治疗,平均剂量为 48.8Gy EQD_2,3 年总生存率为 68%,3 年无病生存率 42%,3 年局部控制率为 45%。治疗间隔时间 <12 个月或≥12 个月,3 年总生存率分别为 44.4% 和 100%;肿瘤直径≤3cm 或 >3cm 时,3 年总生存率分别为 100% 和 56%。Mahantshetty 等观察到治疗剂量 >40Gy EQD_2 者,局部控制率相对高,长期随访后发现该剂量组患者 2 年局部控制率和无病生存率均有明显提高。再次放射治疗患者的毒副反应明显高于首次放射治疗患者,3~4 级毒副反应增加。如何个体化治疗使患者从中获益是再程 HDR-BT 的关键。

第二节　盆腔外周型复发治疗

根据国内多家近距离治疗中心近 20 年经验,推荐放射性 ^{125}I 粒子近距离治疗(radioactive ^{125}I seeds brachytherapy,RIS-BT)作为放射治疗后盆腔外周型复发子宫颈癌挽救治疗手段。3D 打印模板辅助 RIS-BT 由于便捷、可以相对精准地执行术前计划,已经成为标准治疗方式。本节的技术流程主要针对 3D 打印模板辅助 RIS-BT 治疗。

一、RIS-BT 适应证和禁忌证

1. **适应证**　①KPS≥80 分;②病理学与影像学诊断明确;③直径≤7cm;④无全身转移或有全身转移,病灶数量≤3 个,经过积极治疗后稳定;⑤有穿刺路径,术前计划设计可以达到处方剂量要求;⑥可耐受麻醉和穿刺治疗。

2. **相对禁忌证**　①广泛转移,局部疼痛明显,治疗目的姑息止疼;②碘对比剂过敏患者;③因肿瘤局部压迫脊髓,出现瘫痪。

3. **禁忌证**　①有严重出血倾向,血小板计数≤50×10^9/L 和凝血功能严重紊乱者(凝血酶原时间 >18s,凝血酶原活动度 <40%);②抗凝治疗和/或抗血小板凝聚药物应在粒子植入治疗前至少停用 1 周;③严重合并症:严重糖尿

病,高血压,心、肺、肾功能不全,感染期,免疫功能低下者;④患者强迫性体位、无法固定和定位,无法耐受麻醉和穿刺;⑤肿瘤浸润皮肤,形成溃疡。

二、RIS-BT 治疗前准备

对患者病情进行全面评估,复杂疑难患者可行多学科联合会诊。

1. **实验室检查**　血常规检查、血生化检查、凝血功能检查、感染筛查。
2. **影像学检查**　盆腔 CT 增强扫描和 MRI,必要时行 PET/CT。

三、RIS-BT 技术流程

放射性粒子植入分为 8 个步骤(图 10-9),每个步骤均需要严格的质量控制,确保粒子手术高质量和高水准完成,达到消融治疗效果。

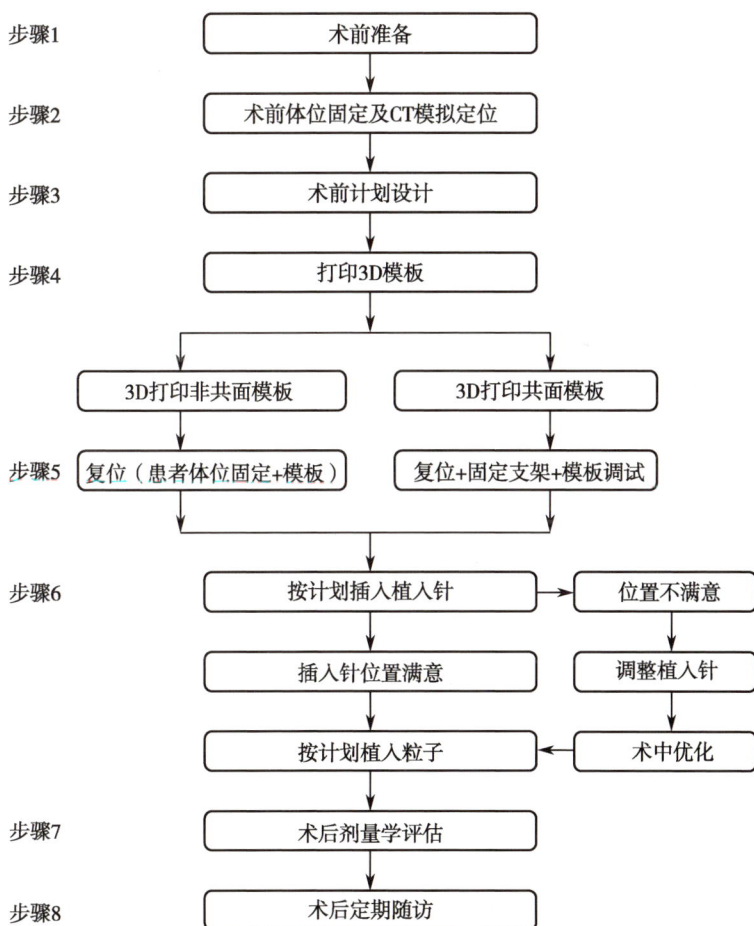

图 10-9　3D 打印模板辅助 CT 引导放射性 ^{125}I 粒子植入治疗复发子宫颈癌技术流程

1. 术前准备

（1）患者体位训练：仰卧、俯卧、侧卧。

（2）会阴部备皮。

（3）肠道准备：灌肠，清洁肠道。

（4）阴道准备：阴道放置 OB 栓。

（5）排空／充盈膀胱，可留置尿管。

（6）体位固定装置：盆腔病变建议选择负压真空垫。

2. 体位固定与 CT 定位

一般选择负压真空垫固定，选择合适利于操作的体位，需要兼顾患者舒适性及耐受性。体位固定后，行 CT 增强扫描（层厚 5mm），利用激光定位坐标，标记出体表进床、升床、左右激光线位置。将肿瘤中心设为激光线标识点，在患者体表和真空垫上进行标记，建立 X、Y 轴坐标系。

3. 术前计划设计

将 CT 扫描图像传送至粒子治疗计划系统进行靶区勾画、处方剂量定义和设置危及器官剂量限值（图 10-10、图 10-11）。

4. 打印模板

根据计划设计软件设计出 3D 打印个体化模板，模板上有坐标系、固定针和粒子植入针道信息（图 10-12）。根据患者病变特点可选择共面模板或非面模板。

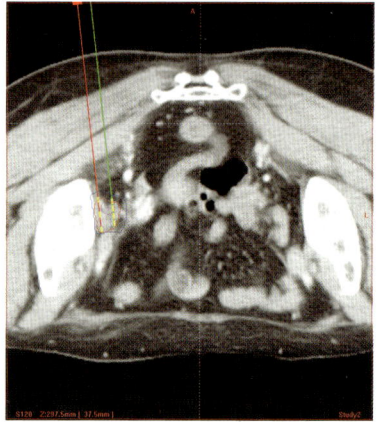

图 10-10　术前计划设计

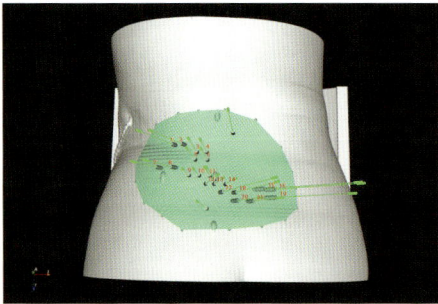

图 10-11　设计 3D 打印模板

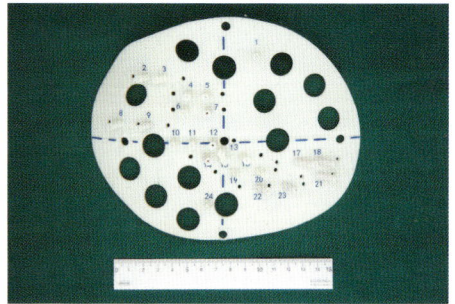

图 10-12　3D-PNCT 模板

5. 复位

盆腔病变一般采用硬膜外联合腰麻，麻醉完成后进行患者体位复位、消毒、铺巾。3D 打印共面模板（3D-printing co-planar template，3D-PCT）复位：CT 扫描确定肿瘤体表范围，安装固定架，行 3D-PCT。X、Y 轴激光线与模板坐标系吻合,根据角度仪调整 Z 轴,使模板中心与肿瘤中心层面吻合。沿 Y 轴插植 3 根固定针,于上、下界和中心点,进行 CT 扫描,确认固定针与肿瘤靶区位置关系,与术前计划吻合。3D 打印非共面模板（3D-printing non co-planar template,3D-PNCT）复位:根据体表激光线,对 3D-PNCT 复位。X、Y 轴激光线与模板坐标系吻合,插入固定针（建议 3 根）,CT 扫描,确认固定针与参考结构位置关系,与术前计划吻合（图 10-13）。

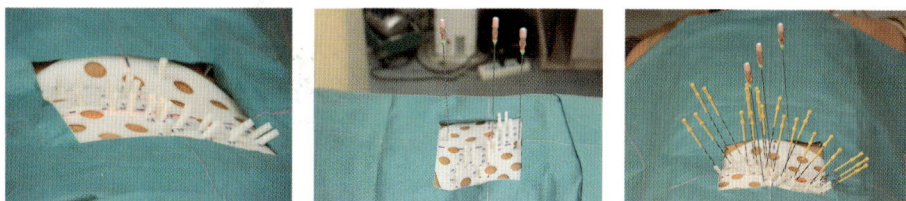

图 10-13　复位和插植粒子针

根据患者皮肤标记复位,X、Y 轴激光线与模板坐标系吻合,插入固定针,插入粒子针。

6. **植入插植针及植入粒子**　从引导柱插入插植针。进行 CT 增强扫描,根据针道伪影延长线判断路径上是否有危及器官,插入插植针。重新进行 CT 扫描,确定插植针位置与术前计划完全吻合。靶区位置移动或者插植针出现偏差时（允许误差≤2mm）,需行术中适时优化。按照术前计划或术中优化指导植入粒子（图 10-14）。

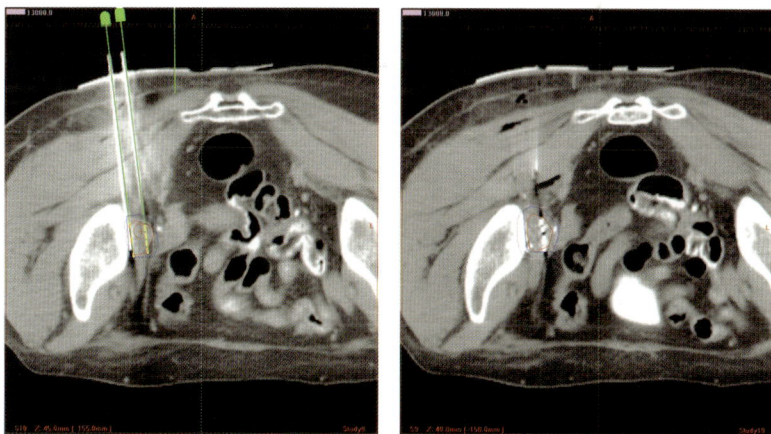

图 10-14　术中针道位置与术前计划吻合,术后 CT 显示粒子分布情况

7. **术后 CT 扫描**　术后即刻行 CT 扫描进行剂量学评估,将插植针全部拔出后 CT 扫描图像传送至计划系统进行剂量学评估（图 10-15）。

8. **术后定期随访**。

北京大学第三医院

放射性粒子源治疗计划报告单　标识：

姓名：　　　　　　　　　　性别：　女　　　　　　年龄：
临床诊断：宫颈癌　盆壁转移　计划名：术前计划　　计划时间：

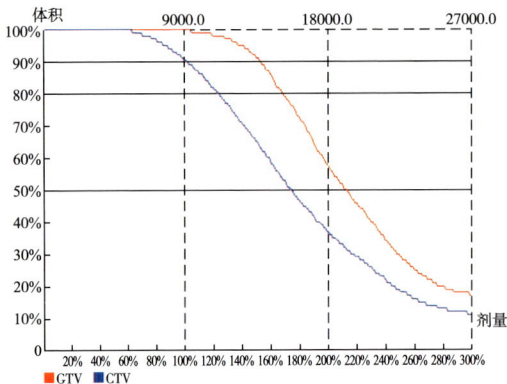

处方剂量(PD)：9000.0 cGy　　　　　　　最大剂量：　133421.1 cGy
粒子类型：　I_125(6711_1985)　　　　　粒子活度：　0.50 mCi
模板个数：　15　　　　　　　　　　　　粒子总数：　74

组织名称	体积(cc)	最小剂量	最大剂量	平均剂量	CI	EI	HI	D$_{2.00cc}$
GTV	40.0	7796.3	133421.1	24490.5	0.3927	1.5375	0.0854	59346.5
CTV	83.6	4384.5	133421.1	19641.6	0.6706	0.3109	0.2822	74005.4

组织名称	D$_{90.0}$	D$_{100.0}$	V$_{90}$	V$_{100}$	V$_{150}$	V$_{200}$
GTV	13745.2	7796.3	40.0(100.0%)	39.9(99.8%)	36.5(91.3%)	22.8(57.0%)
CTV	9038.2	4384.5	78.3(93.6%)	75.4(90.2%)	54.1(64.7%)	30.3(36.3%)

北京大学第三医院

放射性粒子源治疗计划报告单　标识：

姓名：　　　　　　　　　　性别：　女　　　　　　年龄：
临床诊断：宫颈癌　盆壁转移　计划名：术中计划　　计划时间：

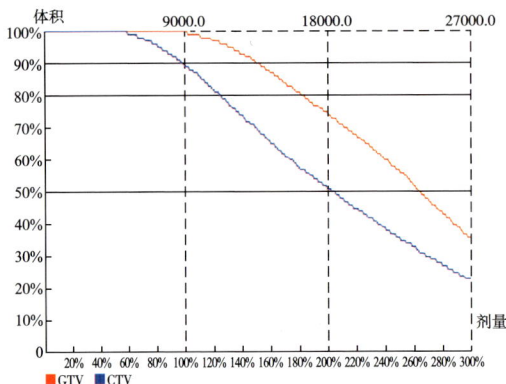

处方剂量(PD)：9000.0 cGy　　　　　　　最大剂量：　141514.6 cGy
粒子类型：　I_125(6711_1985)　　　　　粒子活度：　0.50 mCi
模板个数：　15　　　　　　　　　　　　粒子总数：　77

组织名称	体积(cc)	最小剂量	最大剂量	平均剂量	CI	EI	HI	D$_{2.00cc}$
GTV	39.1	7888.4	141514.6	28960.0	0.3894	1.5509	0.0920	67485.1
CTV	81.1	3765.6	141514.6	23105.3	0.6506	0.3347	0.2205	85860.4

组织名称	D$_{90.0}$	D$_{100.0}$	V$_{90}$	V$_{100}$	V$_{150}$	V$_{200}$
GTV	13675.1	7888.4	39.1(100.0%)	39.0(99.6%)	35.4(90.4%)	29.0(74.2%)
CTV	8827.5	3765.6	75.2(92.7%)	72.5(89.4%)	56.5(69.7%)	41.3(51.0%)

北京大学第三医院
放射性粒子源治疗验证报告单　标识：

| 姓名： | | 性别： | 女 | | 年龄： | |
| 临床诊断：宫颈癌 盆壁转移 | | 计划名：术后计划 | | | 计划时间： | |

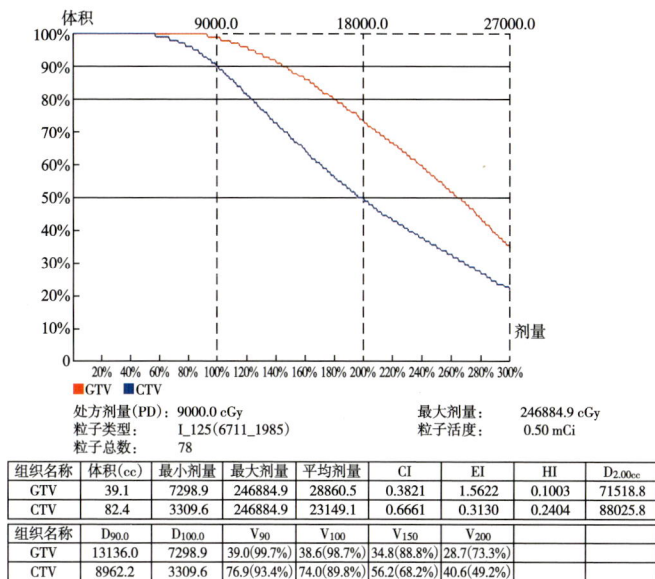

处方剂量(PD)：9000.0 cGy　　　　　　最大剂量：　246884.9 cGy
粒子类型：　I_125(6711_1985)　　　　粒子活度：　0.50 mCi
粒子总数：　78

组织名称	体积(cc)	最小剂量	最大剂量	平均剂量	CI	EI	HI	D$_{2.00cc}$
GTV	39.1	7298.9	246884.9	28860.5	0.3821	1.5622	0.1003	71518.8
CTV	82.4	3309.6	246884.9	23149.1	0.6661	0.3130	0.2404	88025.8

组织名称	D$_{90.0}$	D$_{100.0}$	V$_{90}$	V$_{100}$	V$_{150}$	V$_{200}$
GTV	13136.0	7298.9	39.0(99.7%)	38.6(98.7%)	34.8(88.8%)	28.7(73.3%)
CTV	8962.2	3309.6	76.9(93.4%)	74.0(89.8%)	56.2(68.2%)	40.6(49.2%)

图 10-15　术前、术中、术后计划剂量体积直方图

四、靶区勾画

在 CT 增强扫描图像上勾画 GTV，可融合 MRI 和 PET/CT。CTV 为 GTV 外放 3~5mm。危及器官需要勾画肠道、尿道、膀胱（图 10-16）。

五、剂量

1. **处方剂量**　关于粒子植入治疗的处方剂量，除前列腺癌外，尚没有前瞻性剂量爬坡试验研究。其他部位肿瘤处方剂量多参考前列腺癌和既往发表的国内外经验。对于放射治疗后复发的子宫颈癌，GTV 一般为 110~130Gy，CTV 为 90~110Gy。粒子活度为 0.4~0.5mCi。

2. **危及器官剂量限值**　肠道 D$_{2cm^3}$<100% 处方剂量，D$_{0.1cm^3}$（0.1cm^3 肠道体积所受的最大剂量）<200Gy。尿道 D$_{10\%}$（10% 的尿道体积所受的最大剂量）<150% 处方剂量，D$_{30\%}$（30% 的尿道体积所受的最大剂量）<130% 处方剂量。

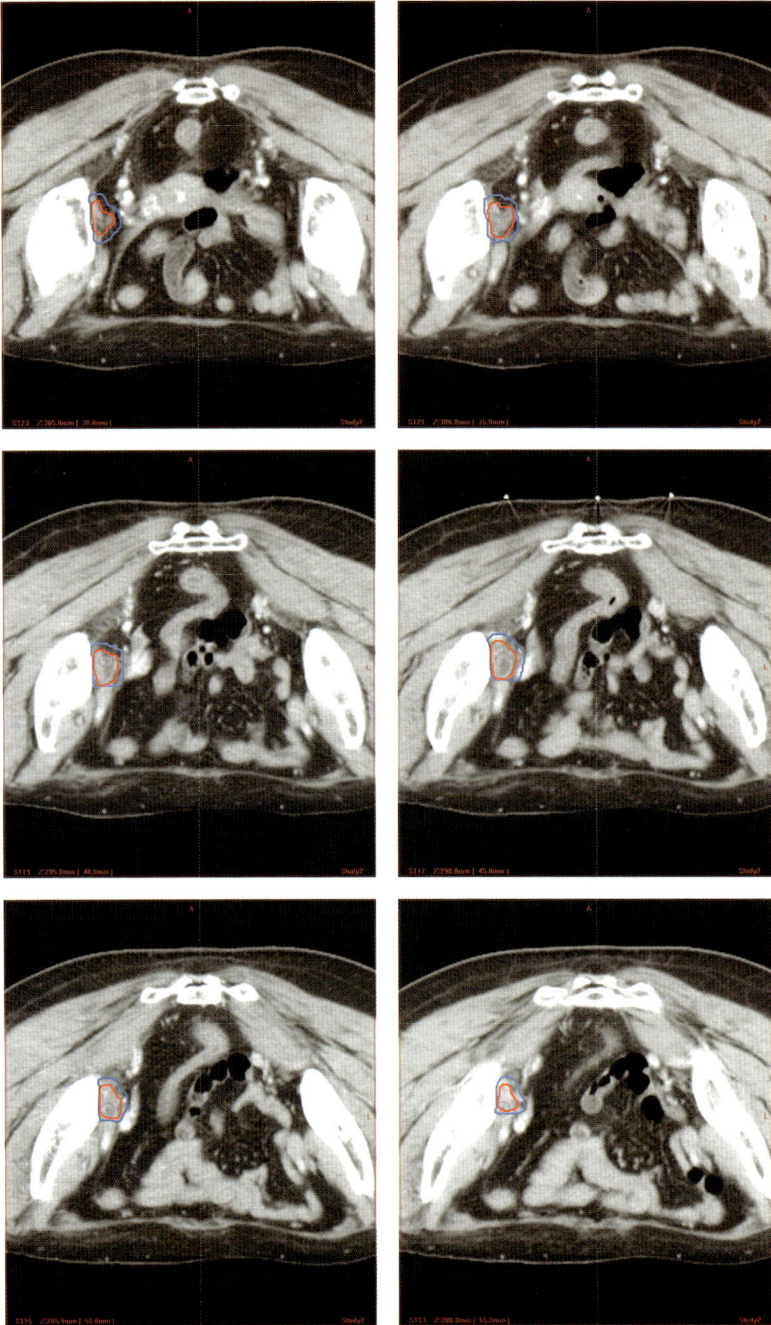

图 10-16   子宫颈癌放射治疗后盆壁复发放射性粒子植入靶区图示

红色线为 GTV，CTV 为 GTV 外扩 5mm（避开血管及骨等正常组织）。

六、注意事项

术前应给予充分的肠道准备、清洁肠道。需要时,膀胱可充盈造影剂,阴道放置 OB 栓。合并肾盂积水者应先处理肾盂积水。

七、预后

放射治疗后盆腔外周型复发(lateral pelvic recurrence,LPR)的子宫颈癌患者,通常 5 年 OS<10%,中位 OS 时间仅为 7~9 个月。盆腔廓清术通常达不到治愈目的。而再程放射治疗因危及器官剂量限制,剂量提升困难。因此,目前放射治疗后 LPR 尚无理想的解决办法。Qu 等报道了 36 例放射治疗后盆腔复发的子宫颈癌患者采取放射性 ^{125}I 粒子植入治疗的疗效。其中,中央型复发 15 例,周围型复发 21 例。中位病变体积为 59.2mL。全组 1 年、2 年局部无进展生存率分别为 34.9%、20%,1 年、2 年总生存率分别为 52%、19.6%。中位局部无进展时间为 7.5 个月,中位总生存时间为 11.5 个月。对于中央型复发和周围型复发患者,其中位局部无进展时间分别为 6 个月、12 个月,1 年局部无进展生存率分别为 26.7%、41.6%(P=0.023);中位总生存时间分别为 8 个月、13 个月,1 年总生存率分别为 49.5%、54.7%(P=0.11)。疼痛缓解率为 79.2%。研究显示周围型复发子宫颈癌疗效优于中央型复发患者。

第三节　腹股沟淋巴结复发治疗

放射治疗后子宫颈癌盆腔外复发包括腹股沟淋巴结复发。腹股沟淋巴引流区手术清扫是外阴癌和阴茎癌的标准治疗,也是其他恶性肿瘤腹股沟区淋巴结转移的治疗手段之一。但手术的相关并发症限制了其应用,如皮肤边缘坏死、伤口裂开、感染、淋巴囊肿、淋巴漏、股血管和股神经损伤、深静脉血栓形成、慢性肢体淋巴水肿等,并发症的发生率高达 50%~90%。外阴鳞癌、肛管癌、阴茎癌术后高危患者选择性推荐腹股沟淋巴引流区照射。但需要注意放射治疗相关的严重皮肤反应、下肢水肿等并发症。子宫颈癌根治性放射治疗后腹股沟区淋巴结转移相对少见。对于既往腹股沟区无放射治疗史者,可选择调强放射治疗,尽可能减少周围正常组织受量。既往接受过外照射或不能耐受外照射的腹股沟区淋巴结转移者可选择近距离治疗,建议 RIS-BT。

一、外照射

1. 外照射适应证和禁忌证

（1）适应证：影像学 CT 或 MRI 提示腹股沟区淋巴结肿大，短径 >1.5cm，PET/CT 提示局部淋巴结高代谢，病理组织学检查明确子宫颈癌转移，手术困难或患者不接受手术，无全身其他部位转移或有全身转移经过积极治疗后病情稳定者。

（2）相对禁忌证：局部皮肤破溃，下肢水肿。

（3）禁忌证：合并严重基础疾病，如严重糖尿病，高血压，心、肺、肾功能不全，处于感染期，免疫功能低下者，KPS<60 分，预计生存期 <3 个月。

2. 放射治疗前准备

（1）实验室检查：血常规、生化检查、凝血功能和肿瘤标志物等。

（2）影像学检查：建议完善全身检查评价病情，有条件推荐行全身 PET/CT 检查，或者完善全身浅表淋巴结超声、盆腔 CT（平扫 / 增强）、盆腔 MRI、腹部 CT（平扫 / 增强）、胸部 CT（平扫 / 增强）、头颅 MRI 及全身骨扫描。

3. 靶区勾画

（1）定位与扫描条件：建议行 CT 增强扫描定位，更好地显示肿大的淋巴结及血管。CT 增强扫描定位者需空腹，呈仰卧位，双腿外展，用真空垫或低温热塑体膜进行体位固定。扫描上界为第 5 腰椎 ~ 第 1 骶椎，下界为股骨上 1/2。

（2）靶区勾画：腹股沟区调强放射治疗 CTV 勾画（参考肛管癌相关指南）推荐靶区边界（表 10-1、图 10-17、图 10-18）。

4. 照射技术与剂量分割模式　

放射治疗剂量为 45~50Gy，1.8~2.0Gy/ 次，5 次 / 周，局部肿大淋巴结局部病灶推量为 66~70Gy。可通过 IMRT、HDR-BT 或 RIS-BT 技术实现剂量提升。条件允许推荐同步放化疗。

二、RIS-BT

1. RIS-BT 适应证和禁忌证

（1）适应证：年龄 18~80 岁；KPS≥80 分；病理学与影像学诊断明确；放射治疗后复发或放射治疗后 3 个月肿瘤残存；拒绝手术；直径≤7cm；无全身转移或有全身转移；病灶数量≤3 个；经过积极治疗后稳定；可耐受麻醉和穿刺治疗。

表 10-1 腹股沟区调强放射治疗 CTV 勾画

推荐组织	上界	下界	前界	后界	外侧界	内侧界
AGITG	髂外动脉离开骨盆成为股动脉的位置	坐骨结节下缘	腹股沟血管外扩至少 2cm 的边缘，包括任何可见的淋巴结或淋巴囊肿	由髂腰肌，耻骨肌和长内收肌组成	缝匠肌或髂腰肌的内侧边缘	股骨血管 1 到 2cm 的边缘（约为耻骨肌或长内收肌的 1/3~1/2）
RTOG	内闭孔血管尾部的平面（近似于耻骨上支的上边缘）	大隐 - 股交界处向下 2cm	髂血管周围外扩 0.7~0.8cm，包括可疑淋巴结，可以外扩至少 1cm	髂血管周围外扩 0.7~0.8cm，疑淋巴结，避开骨和肌肉组织	髂血管周围外扩 0.7~0.8cm，疑淋巴结，可以外扩至少 1cm	髂血管周围外扩 0.7~0.8cm，包括可疑淋巴结，避开骨和肌肉组织
肛管癌国际指南	髂外淋巴结组	股骨小转子上一层面	皮缘下 0.5cm，所有可见淋巴结和淋巴囊肿均应包括在内	耻骨肌，长内收肌，髂腰肌，所有可见淋巴结和淋巴囊肿应包括在内	缝匠肌或髂腰肌的内缘，所有可见淋巴结和淋巴囊肿包括在内	包括所有可见淋巴结或淋巴腔
直肠癌国际共识	旋深静脉在髂臼顶和髂骨上支之间穿过髂外动脉层面（CT图像不一定显示）	大隐静脉汇入股静脉层面	腹股沟血管局周围外扩至少 2cm 的边缘，包括任何可见的淋巴结或淋巴囊肿	股三角，由髂腰肌，耻骨肌和长内收肌组成	缝匠肌或髂腰肌的内侧边缘	股骨血管周围外扩 1~2cm，包括可见淋巴结或淋巴囊肿

注：澳大利亚胃肠实验学组（australasian gastrointestinal trials group，AGITG；放射治疗肿瘤学协作组（radiation therapy oncology group，RTOG）。

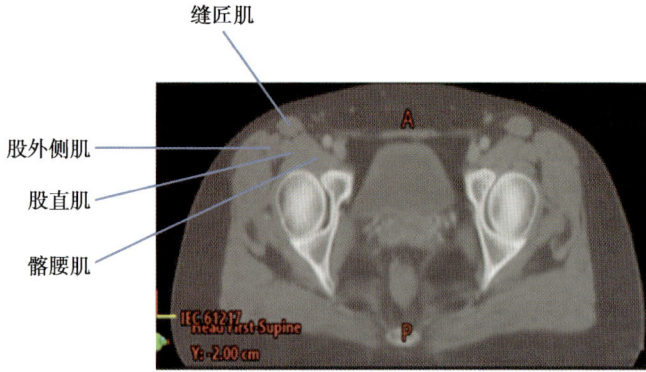

图 10-17　腹股沟区肌肉组织解剖示意图

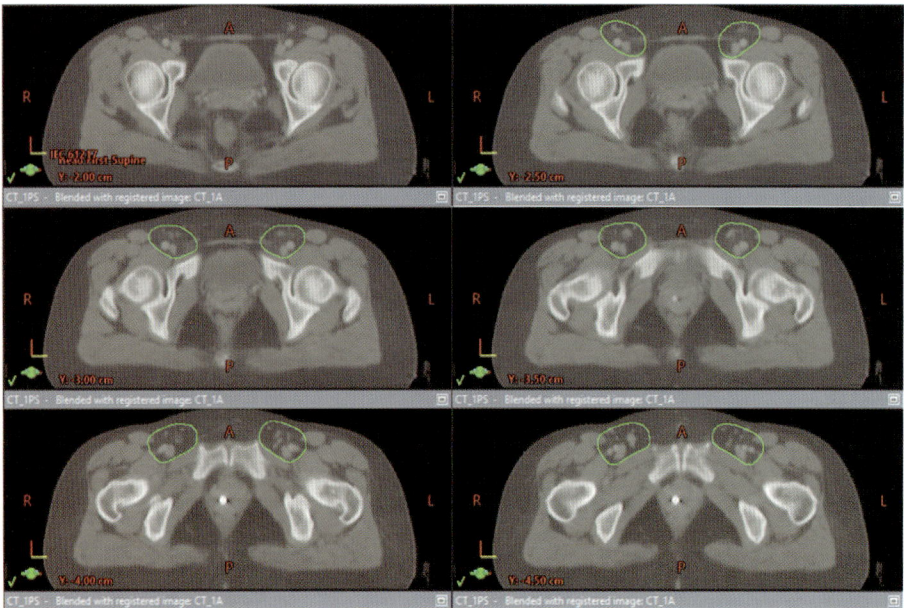

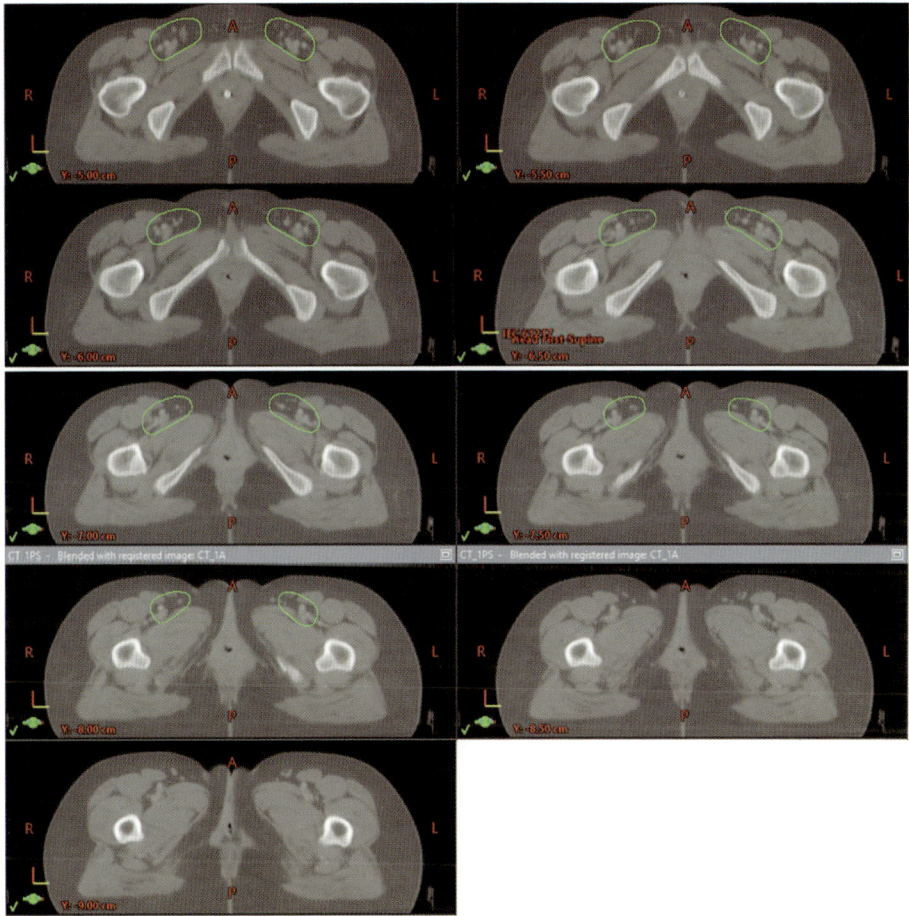

图 10-18　腹股沟区临床靶区勾画图示（CT 增强扫描断层图像，层厚为 5cm）

（2）相对禁忌证：广泛转移，局部疼痛明显，治疗目的姑息止疼；碘造影剂过敏者。

（3）禁忌证：有严重出血倾向，血小板计数≤50×10^9/L 和凝血功能严重紊乱者（凝血酶原时间 >18s，凝血酶原活动度 <40%）；严重合并症：严重糖尿病，高血压，心、肺、肾功能不全，处于感染期，免疫功能低下者；患者强迫性体位无法固定和定位；无法耐受麻醉和穿刺；肿瘤浸润皮肤形成溃疡；预期生存期不超过 3 个月。

2. RIS-BT 治疗前准备　同外照射前准备。

3. RIS-BT 技术流程　放射性 ^{125}I 粒子植入分为 8 个步骤（图 10-19），腹股沟区域粒子植入步骤解析如下。

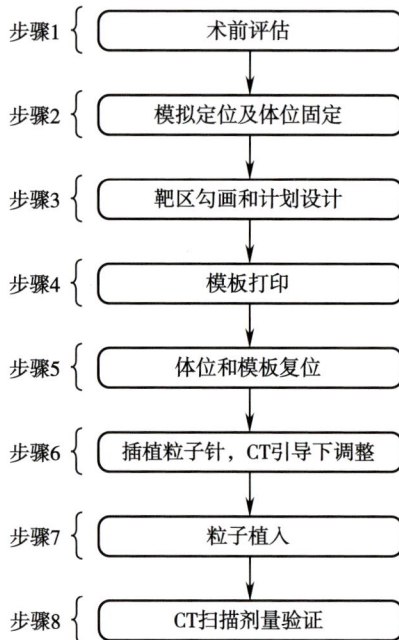

步骤1 { 术前评估

步骤2 { 模拟定位及体位固定

步骤3 { 靶区勾画和计划设计

步骤4 { 模板打印

步骤5 { 体位和模板复位

步骤6 { 插植粒子针，CT引导下调整

步骤7 { 粒子植入

步骤8 { CT扫描剂量验证

图 10-19　腹股沟区复发放射性粒子治疗流程图

（1）术前准备：包括术前评估、体位训练、备皮、必要时肠道准备、留置导尿管。

（2）定位与体位固定：真空垫进行仰卧位固定，患侧下肢尽可能外展，CT增强扫描，层厚为 5mm，将肿瘤中心设为激光线标识点，在患者体表和真空垫上进行标记。

（3）靶区勾画与危及器官定义：将 CT 扫描图像传送至粒子治疗计划系统进行靶区勾画、处方剂量定义和设置危及器官剂量限值。

（4）打印模板：根据计划设计软件设计出 3D 打印平面模板，模板上带有坐标系、固定针和粒子植入针道信息。

（5）患者复位、模板固定和插植粒子针：患者复位、模板固定、插植固定针后 CT 扫描验证固定针位置，如果误差≤1mm 继续插植其他粒子针，如果误差≥2mm 调整模板位置。

（6）CT 扫描验证粒子针位置：粒子针全部植入后 CT 扫描验证粒子针的位置，直到误差≤1mm。

（7）粒子植入治疗：根据术前计划逐针植入粒子，粒子植入后粒子针留置体内。

（8）术后 CT 扫描：术后即刻将粒子针全部拔出后再行 CT 扫描，图像传送至计划系统进行剂量学验证。

4. 靶区勾画

（1）定位与扫描条件：患者呈仰卧位，患侧下肢外展，真空垫辅助固定，头向机架，CT 含增强扫描，获取平扫、动脉期和静脉期图像，层厚为 5mm。

（2）靶区勾画：GTV 定义为 CT 图像（增强扫描）可见腹股沟复发淋巴结边界，CTV 定义为 GTV 外扩 0.3cm；皮肤、股骨头定义为危及器官。具体靶区勾画如图 10-20 所示。

5. RIS-BT 剂量　建议 90% CTV 处方剂量 D_{90}>120Gy，皮肤最大剂量点<50Gy。粒子活度建议为 0.5~0.7mCi。股血管目前尚无超低剂量率近距离治疗剂量限制经验，但由于粒子剂量的迅速跌落，尽可能降低血管剂量可以实现。记录相关剂量数据，积累循证医学依据。

6. RIS-BT 术后放射防护　^{125}I 粒子半价层 0.025mm 铅，半衰期为 59.6 天，即 60 天后能量降低到初始时的一半，6 个月降低到初始时的 10%，1 年后可忽略不计。粒子植入后，患者在植入部位应该穿戴 0.25mm 铅当量的铅背心、围脖或腹带。建议出院 2 个月内患者与陪护者或者探视者长时间接触时，应保持 1 米距离，儿童和孕妇不得与患者住一个房间。患者不能长时间接触或拥抱儿童。

7. 预后　子宫颈癌根治性放射治疗后盆腔或区域淋巴结复发预后较差，文献报道中位生存期为 8 个月，对于盆腔野外孤立复发中位生存期为 9 个月，野内复发中位生存期为 8 个月，野内同时合并野外区域复发中位生存期为 8.5 个月。转移淋巴结直径 >2cm，常规放射治疗剂量难以根治，局部剂量提升可能进一步提高疗效。

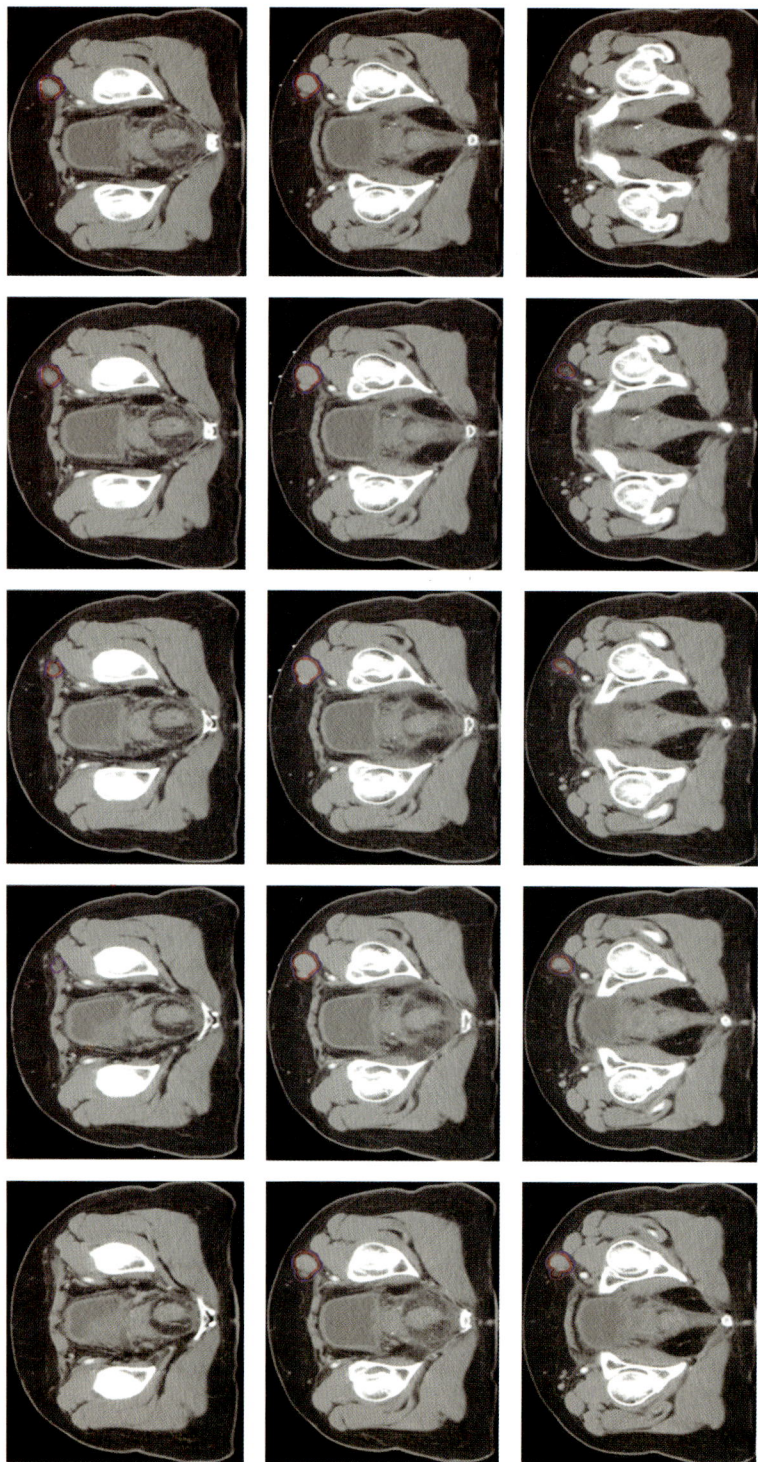

图 10-20　腹股沟区放射性粒子植入肿瘤靶区（红色线为 GTV）和临床靶区（蓝色线为 CTV）勾画图示（CT 增强扫描断层图像，层厚为 2.5cm）

第四节　腹主动脉旁淋巴结复发治疗

根据 2018 年 FIGO 分期,将子宫颈癌首诊时腹主动脉旁淋巴结转移列为 $IIIC_2$ 期,属于局部晚期。文献报道,盆腔联合延伸野根治性放化疗后腹主动脉旁淋巴结复发率约 9%。腹膜后淋巴结放射治疗后复发由于再程放射治疗受到周围危及器官的限制,同时单纯化疗有效率低,推荐 ^{125}I 粒子植入近距离治疗。

一、RIS-BT 适应证和禁忌证

1. **适应证**　病理诊断明确的腹膜后淋巴结转移;淋巴结最短径 >1cm 且 <5cm;不能耐受手术或者不接受手术;不能再程外照射或拒绝外照射;能耐受麻醉和穿刺;有穿刺路径。

2. **相对禁忌证**　广泛转移,局部疼痛明显,治疗目的姑息止疼;碘造影剂过敏患者。

3. **绝对禁忌证**　有严重出血倾向,血小板计数 $\leq 50 \times 10^9/L$ 和凝血功能严重紊乱者(凝血酶原时间 >18 秒,凝血酶原活动度 <40%);有严重合并症:严重糖尿病、高血压、心肺肾功能不全、处于感染期、免疫功能低下;患者强迫性体位无法固定和定位;无法耐受麻醉和穿刺;预期生存期不超过 3 个月。

二、RIS-BT 治疗前准备

对患者病情进行全面评估,复杂疑难患者可行多学科联合会诊。

1. **实验室检查**　血常规、生化检查、凝血功能、肿瘤标志物、感染性疾病筛查等。

2. **影像学检查**　建议完善全身检查评价病情,有条件推荐行全身 PET/CT 检查,或者完善全身浅表淋巴结超声、盆腔 CT(平扫/增强)、盆腔 MRI、腹部 CT(平扫/增强)、胸部 CT(平扫/增强)、头颅 MRI 及全身骨扫描。

三、RIS-BT 技术流程

RIS-BT 分为 8 个步骤(图 10-21),腹膜后粒子植入具体步骤解析如下。

1. **术前准备**　包括术前评估、俯卧位体位训练、肠道准备、留置导尿管。

2. **定位与固定**　呈俯卧位,真空垫固定,身体尽可能舒适,CT 增强扫描(层厚为 5mm),将肿瘤中心设为激光线标识点,在患者体表和真空垫上进行标记。

步骤1 { 术前评估

步骤2 { 模拟定位及体位固定

步骤3 { 靶区勾画和计划设计

步骤4 { 模板打印

步骤5 { 体位和模板复位

步骤6 { 插植粒子针，CT引导下调整

步骤7 { 粒子植入

步骤8 { CT扫描剂量验证

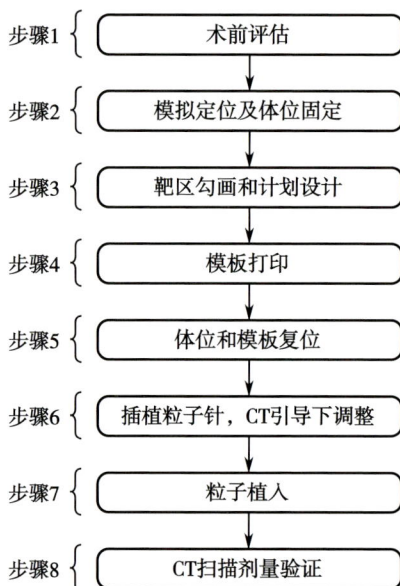

图 10-21　腹主动脉旁淋巴结复发放射性粒子治疗流程图

3. **靶区勾画与危及器官定义**　将 CT 扫描图像传送至粒子治疗计划系统进行靶区勾画、处方剂量定义和设置危及器官剂量限值。

4. **打印模板**　根据计划设计软件设计出 3D 打印平面模板，模板上带有坐标系、固定针和粒子植入针道信息。

5. **患者复位、模板固定和插植粒子针**　患者复位、模板固定、插植固定针后用 CT 扫描验证固定针位置，如果误差≤1mm 继续插植其他粒子针，如果误差≥2mm 调整模板位置。

6. **CT 扫描验证粒子针位置**　粒子针全部植入后用 CT 扫描验证粒子针的位置，直到误差≤1mm。

7. **粒子植入治疗**　根据术前计划逐针植入粒子，粒子植入后粒子针留置体内。

8. **术后 CT 扫描**　术后即刻将粒子针全部拔出后再行 CT 扫描，图像传送至计划系统进行剂量验证。

四、靶区勾画

1. **定位与扫描条件**　患者呈俯卧位，用真空垫辅助固定，头向机架。CT 含增强扫描，获取平扫、动脉期和静脉期图像，层厚为 5mm。

2. **靶区勾画**　GTV 定义为 CT 图像（增强扫描）可见腹膜后复发淋巴结边界，CTV 定义为 GTV 外扩 0.3cm；双侧肾脏、肠道、十二指肠、肝脏、腹主动脉、下腔静脉、脊髓定义为危及器官（图 10-22）。

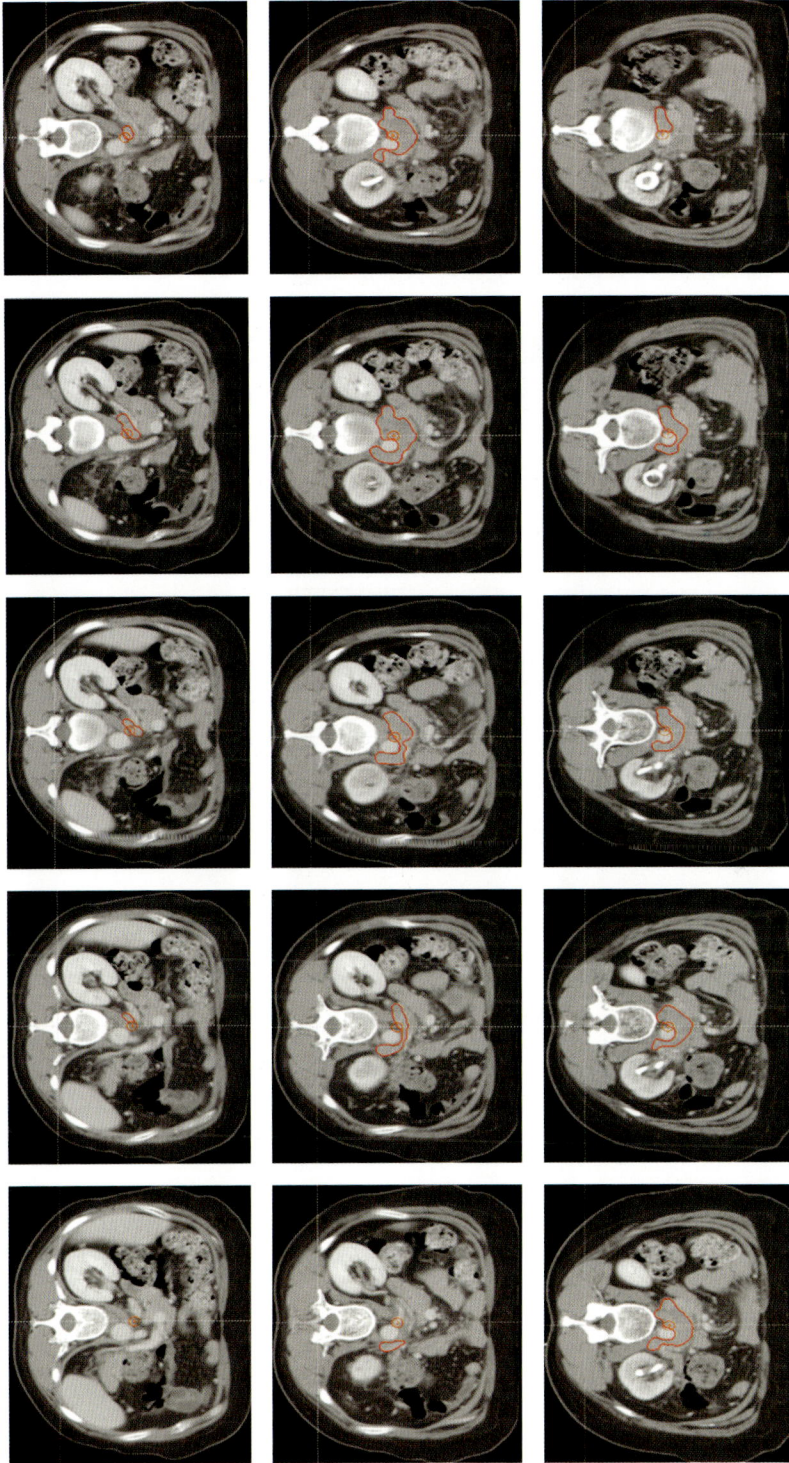

图 10-22　腹主动脉旁淋巴结复发放射性粒子植入肿瘤靶区（红色线为 GTV）勾画图示（CT 增强扫描断层图像，层厚为 2.5cm）

五、RIS-BT 剂量

根据本单位回顾性研究经验,建议 90% CTV 处方剂量 D_{90} 为 110~160Gy,粒子活度建议 0.3~0.8mCi。单中心回顾性研究推荐 $D_{90}>130Gy$ 及 $D_{100}>63Gy$,与肿瘤局部控制时间显著相关。腹主动脉、下腔静脉目前尚无超低剂量率近距离治疗剂量限制经验,但由于粒子剂量的迅速跌落,尽可能降低血管剂量可以实现。记录相关剂量数据,积累循证医学证据(图 10-23~ 图 10-25)。

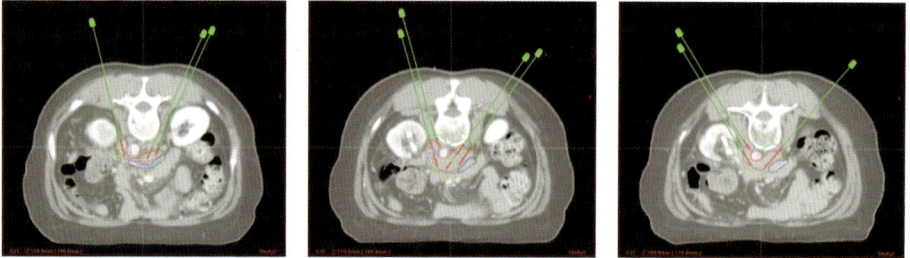

图 10-23　腹主动脉旁淋巴结复发放射性粒子植入治疗计划粒子及针道设计(绿色线)

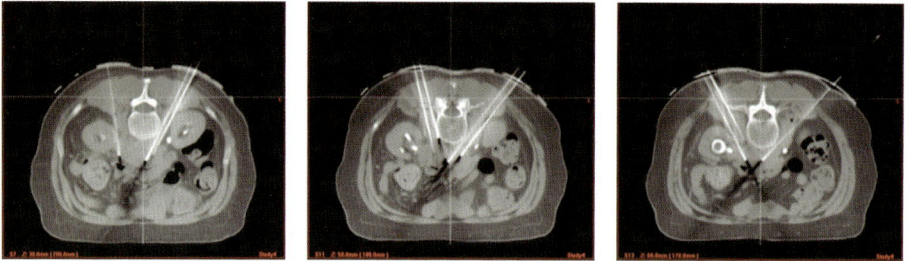

图 10-24　腹主动脉旁淋巴结复发放射性粒子植入治疗中实际针道分布

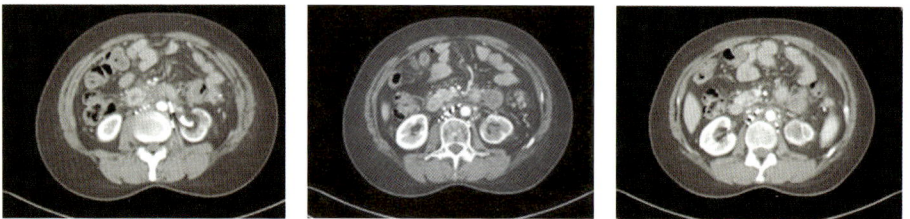

图 10-25　腹主动脉旁淋巴结复发放射性粒子植入治疗 3 个月后复查

六、预后

子宫颈癌腹主动脉旁淋巴结转移的常规放射治疗剂量为 50~60Gy,对镜下转移灶控制率 >90%,而肉眼可见病灶控制率不足 50%。手术切除联合术后放射治疗不能提高患者总生存率却带来较高的术后并发症。放射治疗后复发患者再程体外放射治疗因周围危及器官剂量限值很难达到足量照射,因此目前尚无推荐的治疗方案。既往资料报道腹主动脉旁淋巴结放射治疗后复发行放射性粒子植入治疗后对局部疼痛缓解有效,1 年和 2 年局部控制率分别为 66.2% 和 43.2%。RIS-BT 安全、微创,是放射治疗后复发再程放射治疗剂量提升的有效手段。

参 考 文 献

[1] KOH W J, ABU-RUSTUM N R, BEAN S, et al. Cervical Cancer, Version 3. 2019, NCCN Clinical Practice Guidelines in Oncology. J Natl Compr Canc Netw, 2019, 17(1): 64-84.

[2] HOCKEL M, DORNHOFER N. Pelvic exenteration for gynaecological tumours: achievements and unanswered questions. Lancet Oncol, 2006, 7(10): 837-847.

[3] SMALL W J, BERIWAL S, DEMANES D J, et al. American Brachytherapy Society consensus guidelines for adjuvant vaginal cuff brachytherapy after hysterectomy. Brachytherapy, 2012, 11(1): 58-67.

[4] CHARGARI C, MAZERON R, ESCANDE A, et al. Image-guided adaptive brachytherapy in cervical cancer: Patterns of relapse by brachytherapy planning parameters. Brachytherapy, 2016, 15(4): 456-462.

[5] VISWANATHAN A N, CORMACK R, RAWAL B, et al. Increasing brachytherapy dose predicts survival for interstitial and tandem-based radiation for stage IIIB cervical cancer. Int J Gynecol Cancer, 2009, 19(8): 1402-1406.

[6] VISWANATHAN A N, MOUGHAN J, SMALL W J, et al. The quality of cervical cancer brachytherapy implantation and the impact on local recurrence and disease-free survival in radiation therapy oncology group prospective trials 0116 and 0128. Int J Gynecol Cancer, 2012, 22(1): 123-131.

[7] MAHANTSHETTY U, KALYANI N, ENGINEER R, et al. Reirradiation using high-dose-rate brachytherapy in recurrent carcinoma of uterine cervix. Brachytherapy, 2014, 13(6): 548-553.

[8] 曲昂,王俊杰 . 放射治疗后复发宫颈癌的高剂量率组织间插植治疗研究现状 . 现代肿瘤医学, 2017, 25(14): 2337-2340.

[9] MABUCHI S, TAKAHASHI R, ISOHASHI F, et al. Reirradiation using high-dose-rate interstitial brachytherapy for locally recurrent cervical cancer: a single institutional experience. Int J Gynecol Cancer, 2014, 24(1): 141-148.

[10] ZOLCIAK-SIWINSKA A, BIJOK M, JONSKA-GMYREK J, et al. HDR brachytherapy for the reirradiation of cervical and vaginal cancer: analysis of efficacy and dosage delivered to organs at risk. Gynecol Oncol, 2014, 132(1): 93-97.

[11] HOCKEL M, SCLENGER K, HAMM H et al. Five-year experience with combined operative and radiotherapeutic treatment of recurrent gynecologic tumors infiltrating the pelvic wall.

Cancer, 1996, 77 (9): 1918-1933.

[12] HOCKEL M. Long-term experience with laterally extended endopelvic resection LEER in relapsed pelvic malignancies. Curr Oncol Rep, 2015, 17 (3): 435.

[13] HOCKEL M, HORN L C, EINENKEL J. Laterally extended endopelvic resection surgical treatment of locally advanced and recurrent cancer of the uterine cervix and vagina based on ontogenetic anatomy. Gynecol Oncol, 2012, 127 (2): 297-302.

[14] QU A, JIANG P, SUN H, et al. Efficacy and dosimetry analysis of image-guided radioactive ^{125}I seed implantation as salvage treatment for pelvic recurrent cervical cancer after external beam radiotherapy. Gynecol Oncol, 2019, 30 (1): e9.

[15] FLETCHER G H. Lucy Wortham James Lecture. Subclinical disease. Cancer, 1984, 53 (6): 1274-1284.

[16] SPIESS P E, National Comprehensive Cancer Network. New treatment guidelines for penile cancer. J Natl Compr Canc Netw, 2013, 11: 659-662.

[17] SPIESS P E, HERNANDEZ M S, PETTAWAY C A. Contemporary inguinal lymph node dissection: minimizing complications. World J Urol, 2009, 27 (2): 205-212.

[18] WILLS A, OBERMAIR A. A review of complications associated with the surgical treatment of vulvar cancer. Gynecol Oncol, 2013, 131 (2): 467-479.

[19] CHANG S B, ASKEW R L, XING Y, et al. Prospective assessment of postoperative complications and associated costs following inguinal lymph node dissection (ilnd) in melanoma patients. Annals of Surgical Oncology, 2010, 17 (10): 2764-2772.

[20] 江萍, 张福泉, 程光惠, 等. 复发宫颈癌近距离治疗专家共识. 中华放射肿瘤学杂志, 2020, 29 (9): 721-729.

[21] NG M, LEONG T, CHANDER S, et al. Australasian Gastrointestinal Trials Group (AGITG) contouring atlas and planning guidelines for intensity-modulated radiotherapy in anal cancer. Int J Radiat Oncol Biol Phys, 2012, 83 (5): 1455-1462.

[22] MYERSON R J, GAROFALO M C, ELNAQA I, et al. Elective clinical target volumes for conformal therapy in anorectal cancer: a radiation therapy oncology group consensus panel contouring atlas. Int J Radiat Oncol Biol Phys, 2009, 74 (3): 824-830.

[23] VALENTINI V, GAMBACORTA M A, BARBARO B, et al. International consensus guidelines on Clinical Target Volume delineation in rectal cancer. Radiother Oncol, 2016, 120 (2): 195-201.

[24] BEADLE B M, JHINGRAN A, YOM S S, et al. Patterns of regional recurrence after definitive radiotherapy for cervical cancer. Int J Radiat Oncol Biol Phys, 2010, 76 (5): 1396-1403.

[25] 岳瑶, 刘海生, 郭呈祥, 等. [125]I粒子治疗前列腺癌医护人员受照剂量分析. 中国现代医学杂志, 2015, 25 (30): 62-64.

[26] EIFEL P J, WINTER K, MORRIS M, et al. Pelvic irradiation with concurrent chemotherapy versus pelvic and para-aortic irradiation for high-risk cervical cancer: an update of radiation therapy oncology group trial (RTOG) 90-01. J Clin Oncol, 2004, 22 (5): 872-880.

[27] JI Z, JIANG Y, TIAN S, et al. The effectiveness and prognostic factors of ct-guided radioactive i-125 seed implantation for the treatment of recurrent head and neck cancer after

external beam radiation therapy. Int J Radiat Oncol Biol Phys, 2019, 103 (3): 638-645.

[28] JI Z, JIANG Y, GUO F, et al. Safety and efficacy of CT-guided radioactive iodine-125 seed implantation assisted by a 3D printing template for the treatment of thoracic malignancies. J Cancer Res Clin Oncol, 2020, 146 (1): 229-236.

[29] JIA S N, WEN F X, GONG T T, et al. A review on the efficacy and safety of iodine-125 seed implantation in unresectable pancreatic cancers. Int J Radiat Biol, 2020, 96 (3): 383-389.

[30] CHEN Y, JIANG Y, JI Z, et al. Efficacy and safety of CT-guided ^{125}I seed implantation as a salvage treatment for locally recurrent head and neck soft tissue sarcoma after surgery and external beam radiotherapy: A 12-year study at a single institution. Brachytherapy, 2020, 19 (1): 81-89.

[31] WANG J, ZHANG F, GUO J, et al. Expert consensus workshop report: Guideline for three-dimensional printing template-assisted computed tomography-guided ^{125}I seeds interstitial implantation brachytherapy. J Cancer Res Ther, 2017, 13 (4): 607-612.

[32] WANG J, CHAI S, ZHENG G, et al. Expert consensus statement on computed tomography-guided ^{125}I radioactive seeds permanent interstitial brachytherapy. J Cancer Res Ther, 2018, 14 (1): 12-17.

[33] WANG J J, YUAN H S, LI J N, et al. CT-guided radioactive seed implantation for recurrent rectal carcinoma after multiple therapy. Med Oncol, 2010, 27 (2): 421-429.

[34] YAO L, JIANG Y, JIANG P, et al. CT-guided permanent ^{125}I seed interstitial brachytherapy for recurrent retroperitoneal lymph node metastases after external beam radiotherapy. Brachytherapy, 2015, 14 (5): 662-669.

[35] WANG J, YUAN H, MA Q, et al. Interstitial ^{125}I seeds implantation to treat spinal metastatic and primary paraspinal malignancies. Med Oncol, 2010, 27 (2): 319-326.

[36] CHEN Y, JIANG Y, JI Z, et al. Dosimetry, efficacy, and safety of three-dimensional printing noncoplanar template-assisted and CT-guided ^{125}I seed implantation for recurrent retroperitoneal lymphatic metastasis after external beam radiotherapy. Brachytherapy, 2020, 19 (3): 380-388.

曲昂　姜伟娟　江萍　邹丽娟　王俊杰

第十一章

相关专业术语

依据本书内容中涉及的相关专业术语分为以下几部分。

第一节　放射治疗基础概念

放射治疗分为远距离放射治疗和近距离治疗，即"外照射"和"内照射"。

一、外照射常用专业术语

外照射相对于近距离治疗而言，是体外放射源对生物体所产生的照射，包括如下治疗技术。

（1）三维适形放射治疗（three-dimensional conformal radiotherapy, 3D-CRT）：是一种高精度的放射治疗，它利用 CT 图像重建三维的肿瘤结构，通过在不同方向设置一系列不同的照射野，并采用与病灶形状一致的铅挡，使高剂量区的分布形状与靶区形状一致。

（2）调强放射治疗（intensity modulated radiation therapy, IMRT）：在三维适形放射治疗基础上演变而来，特点是照射野的形状必须与病变（靶区）的形状一致，照射野内诸点的剂量能按要求调整，所以照射剂量分布也与靶区一致，称为调强适形放射治疗。

（3）容积旋转调强放射治疗（volumetric-modulated arc therapy, VMAT）：是一种新的调强放射治疗技术，能够在 360° 的照射野方向上调动各种动态因素来实现快速准确的放射治疗。

（4）螺旋断层调强放射治疗（helical tomotherapy, HT）：以螺旋 CT 旋转扫描方式，结合计算机断层影像导航调校，突破了传统加速器的诸多限制，在 CT 引导下 360° 聚焦断层照射肿瘤，对恶性肿瘤患者进行高效、精确、安全的治疗。

（5）影像引导放射治疗（image-guided radiation therapy，IGRT）：在放射治疗分次治疗摆位时或治疗中采集图像或其他信号，减少摆位误差或靶区移动。

二、近距离治疗相关专业术语

1. **近距离治疗（brachytherapy，BT）** 是将放射源封装的放射性核素经人体腔道置于肿瘤附近、插到肿瘤体内或放置瘤体表面实施照射的一类放射治疗手段的总称，包括腔内、管内、组织间、术中和表面敷贴治疗，放射源与治疗靶区距离较近。按放射源在人体放置时间分为暂时性植入和永久性植入。按剂量率不同可分为高剂量率、中剂量率和低剂量率。

（1）高剂量率近距离治疗（high-dose-rate brachytherapy，HDR-BT）：剂量率在 10~12Gy/min 的近距离放射治疗。

（2）高剂量率组织间插植治疗（high-dose-rate interstitial brachytherapy，HDR-ISBT）：将组织间插植针或治疗管按一定顺序排列，直接插入到瘤体内进行高剂量率近距离放射治疗。

（3）阴道近距离治疗（vaginal brachytherapy，VBT）：将施源器直接放入阴道内进行的近距离放射治疗。

（4）放射性 ^{125}I 粒子近距离治疗（radioactive ^{125}I seeds brachytherapy，RIS-BT）：将微型放射源 ^{125}I 粒子植入肿瘤内或受肿瘤浸润的组织中，通过放射性粒子籽源发出持续低能量的 γ 射线，使肿瘤组织遭受最大程度地辐射损伤和破坏，而正常组织不受损伤或仅受轻微损伤，以达到治疗目的。

2. **3D 打印模板** 目前主要应用于辅助插植治疗中。它通过 CT 模拟定位，采集定位信息和肿瘤图像，通过勾画靶区，定义处方剂量及危及器官限量，设计针道信息和制订计划，3D 打印机打印出包含针道信息和定位标记的模板。包括 3D 打印高剂量率模板和 3D 打印低剂量率模板。

（1）3D 打印高剂量率模板（3D-printing HDR template，3D-PHT）：主要应用于中央型复发妇科肿瘤患者的辅助插植和高剂量率近距离治疗。

（2）3D 打印低剂量率模板：多应用于放射性 ^{125}I 粒子近距离治疗的辅助插植中。其又分为 3D 打印共面模板和 3D 打印非共面模板：

1）3D 打印共面模板（3D-printing coplanar template，3D-PCT）：通过 3D 打印机打印出具有数字化坐标系和标示系统的平面模板，适用于全部针道可行平行插植的粒子植入治疗。

2）3D 打印非共面模板（3D-printing non-coplanar template，3D-PNCT）：3D打印非共面模板适用于不同层面针道无法平行插植的肿瘤治疗。

三、肿瘤靶区描述

1. 大体肿瘤靶区（gross tumor volume，GTV）：通过临床手段或影像学检查能够发现的可见的具有一定形状和大小的恶性病变范围。

2. 临床肿瘤靶区（clinical target volume，CTV）：临床或影像学检查发现的肿瘤以及亚临床病灶或可能侵及的范围。

3. 计划靶区（planning target volume，PTV）：实施放射治疗时实际照射的范围，除包括临床靶区外还要包括照射区域因呼吸、心跳、空腔脏器的充盈与排空等造成的生理变化范围，患者分次照射造成的摆位误差，仪器设备的机械误差等。

4. 转移淋巴结大体肿瘤靶区（gross tumor volumes of lymph nodes，GTVnd）：影像学检查可见的转移淋巴结。

5. 转移淋巴结计划肿瘤靶区（planning gross tumor volumes of lymph nodes，PGTVnd）：除转移淋巴结本身外，还应包括照射中患者器官运动和日常摆位误差，治疗中靶区体积变化引起的扩大照射范围。

6. 计划肿瘤靶区（planning gross target volume，PGTV）：GTV 本身、照射中患者器官运动和日常摆位误差，治疗中位置和靶区体积变化引起的扩大照射。

7. 高危临床靶区（high-risk clinical target volume，HR-CTV）：肉眼可见残留肿瘤病灶及全部宫颈，同时包括任何病理证实的残留病灶（宫旁、宫体、直肠、膀胱、阴道）。

8. 中危临床靶区（intermediate-risk clinical target volume，IR-CTV）：诊断时的病变范围或残留病变上、下、左、右外扩 1cm，前后外扩 0.5cm，同时应考虑膀胱、直肠等正常解剖结构的限制。

四、剂量评估参数

1. **适形指数（conformity index，CI）** 评估处方等剂量和计划靶区体积之间的一致性程度。比较不同计划在靶区覆盖率方面的质量。

2. **剂量均匀指数（homogeneity index，HI）** 评估剂量在靶区内分布的均匀性。

3. **其他计量评估常见缩略语**

（1）D_{2cm^3}：$2cm^3$ 的体积所接受的最大剂量。

（2）D_{90}：90% 的体积接受的最低剂量。

（3）D_5、D_{20}、D_{30}、D_{50}：分别指 5%、20%、30% 和 50% 的体积接受照射的最低剂量。

（4）D_{max}：最大点剂量。

（5）V_{15}、V_{20}、V_{30}、$V_{30\sim35}$、$V_{40\sim45}$、V_{45}、V_{54}：分别指接受 15Gy、20Gy、30Gy、30~35Gy、40~45Gy、45Gy、54Gy 剂量的百分比体积或绝对体积。

（6）EQD_2（equivalent dose in 2Gy/f）：常规 2Gy 分次照射的等效生物剂量。

第二节 疾病相关术语

一、子宫颈癌的复发模式

复发性子宫颈癌包括以下三种类型。

1. 盆腔中心型复发（central pelvic recurrence，CPR） 复发病灶位于宫体、宫颈、阴道或阴道残端的被称为盆腔中心型复发。

2. 盆腔外周型复发（lateral pelvic recurrence，LPR） 复发病灶位于盆壁。

3. 盆腔外复发（extrapelvic recurrence，EPR） 指盆腔外复发，主要包括常见的腹股沟淋巴结复发和腹主动脉旁淋巴结复发。

二、病理相关缩略语

1. 高级别子宫内膜间质肉瘤（high grade endometrial stromal sarcoma，HG-ESS）。

2. 低级别了宫内膜间质肉瘤（low grade endometrial stromal sarcoma，LG-ESS）。

3. 未分化子宫肉瘤（undifferentiated uterine sarcoma，UUS）。

4. 子宫平滑肌肉瘤（leiomyosarcoma of uterus，uLMS）。

5. 子宫腺肉瘤（uterine adenosarcoma，UAS）。

6. 淋巴血管间隙浸润（lymphovascular space invasion，LVSI）。

7. 癌症基因组图谱（the cancer genome atlas，TCGA）。

8. 人乳头瘤病毒（human papilloma virus，HPV）。

三、肿瘤标记物

不同病理类型的肿瘤有不同的肿瘤标记物，文中主要涉及如下。

1. 鳞状上皮细胞癌抗原（squamous cell carcinoma antigen，SCC）。

2. 细胞角蛋白 19 片段抗原 21-1（cytokeratin 19 fragmentantigen 21-1，Cyfra21-1）。

3. 糖类抗原 12-5（carbohydrate Antigen 12-5，CA12-5）。

4. 癌胚抗原（carcinoembryonic antigen，CEA）。

5. 糖类抗原 19-9（carbohydrate antigen 19-9，CA19-9）。

6. 甲胎蛋白（alpha fetoprotein，AFP）。

7. β - 人绒毛膜促性腺激素（β -human chorionic gonadotropin，β -HCG）。

四、分期

1. AJCC 分期　美国癌症联合会（American Joint Committee on Cancer，AJCC）和国际抗癌联盟（Union for International Cancer Control，UICC）采用肿瘤 - 淋巴结 - 远处转移（Tumor-Node-Metastases，TNM）系统制定的肿瘤分期，专门用来在肿瘤治疗过程中确定肿瘤病变范围的分类方法。这三个字母分别代表不同的含义，T 表示原发肿瘤大小和范围，N 代表区域淋巴结，反映与肿瘤有关的淋巴结转移情况，M 表示远处转移情况。

2. FIGO 分期　国际妇产科协会（Federation International of Gynecology and Obstetrics，FIGO）联合国际妇科肿瘤协会（International Gynecologic Cancer Society，IGCS）共同制定的妇科恶性肿瘤分期。妇科肿瘤临床中常用 FIGO 分期。

五、肿瘤疗效评价

1. 完全缓解率（complete remission rate，CRR）　肿瘤在接受治疗之后病灶完全消失的发生比率。

2. 局部无进展生存期（local progression free survival，LPFS）　肿瘤患者从接受治疗开始，到观察到局部疾病进展或者发生死亡的时间。

3. 无进展生存期（progression free survival，PFS）　从开始治疗到患者出现肿瘤进展或死亡的时间。

4. 总生存（overall survival，OS）　从开始治疗到死亡的时间或末次随访时间。

5. 无病生存（disease free survival，DFS）　治疗后疾病得到控制并消失，从临床确定完全缓解至重新出现病灶复发。

第三节　相关国际组织简称

ABS（American Brachytherapy Society）：美国近距离治疗协会

ACR（American College of Radiology）：美国放射学会

AGITC（Australasian Gastrointestinal Trials Group）：澳大利亚胃肠实验学组

AJCC（American Joint Committee on Cancer）：美国癌症联合委员会

ASTRO（American Society for Therapeutic Radiology and Oncology）：美国放射肿瘤学会

EORTC（European Organization for Research and Treatment of Cancer）：欧洲癌症研究与治疗组织

ESP（European Society of Pathology）：欧洲病理学会

ESTRO（European Society of Radiotherapy and Oncology）：欧洲放射肿瘤学会

ESGO（European Society of Gynaecological Oncology）：欧洲妇科肿瘤学会

FIGO（International Federation of Gynecology and Obstetrics）：国际妇产科联盟

GEC-ESTRO（Group European de Curietherapie-European Society for Therapeutic Radiology and Oncology）：欧洲放射肿瘤学会近距离放射治疗学组

GOG（Gynecologic Oncology Group）：妇科肿瘤学组

NCCN（National Comprehensive Cancer Network）：美国国立综合癌症网络

NCDB（National Cancer Data Base）：美国国家癌症数据库

NCIC（National Cancer Institute of Canada）：加拿大国家癌症研究院

IARC（International Agency for Research on Cancer）：国际癌症研究机构

ICRU（International Commission on Radiation Units and Measurements）：国际辐射单位和测量委员会

RTOG（Radiation Therapy Oncology Group）：美国放射治疗肿瘤学协作组

WHO（World Health Organization）：世界卫生组织

第四节 功能状态评分标准

功能状态评分常用工具有卡氏评分标准（karnofsky performance scale, KPS）和美国东部肿瘤协作组（Eastern Cooperative Oncology Group, ECOG）的简化活动状态评分标准，如表 11-1 和表 11-2 所示。

表 11-1   卡氏评分标准

评分	患者身体情况
100 分	正常,无症状及体征
90 分	能进行正常活动,有轻微症状
80 分	勉强可进行正常活动,有一些症状或体征
70 分	生活可自理,但不能维持正常活动或工作
60 分	生活有时需要人协助,但大多数时间可自理
50 分	生活常需要人照料
40 分	生活不能自理,需要特别照顾
30 分	生活严重不能自理
20 分	病重,需要住院积极支持治疗
10 分	病危,临近死亡
0 分	死亡

表 11-2   ECOG 评分标准

评分	体力状况说明
0 分	活动能力完全正常,与起病前活动能力无任何差异
1 分	能自由走动及从事轻体力活动,包括一般家务或办公室工作,但不能从事较重的体力活动
2 分	能自由走动及生活自理,但已丧失工作能力,日间不少于一半时间可以起床活动
3 分	生活仅能部分自理,日间一半以上时间卧床或坐轮椅
4 分	卧床不起,生活不能自理
5 分	死亡

袁香坤   张永侠   田丹丹

第十二章

妇科肿瘤放射治疗不良反应评估表和患者生活质量量表

第一节　妇科肿瘤放射治疗不良反应评估表

一、美国肿瘤放射治疗协作组 / 欧洲癌症研究与治疗组织放射损伤分级标准

放射损伤分级标准包括美国肿瘤放射治疗协作组（RTOG）急性放射损伤评分标准和美国肿瘤放射治疗协作组 / 欧洲癌症研究与治疗组织（RTOG/EORTC）晚期放射损伤分级标准。RTOG 急性标准适用于放射治疗第 1 天至第 90 天这段期间出现的放射治疗毒性，如表 12-1 所示。RTOG/EORTC 晚期放射损伤适用于 90 天后出现的放射治疗毒性，如表 12-2 所示。

二、不良事件通用术语标准

不良事件通用术语标准（common terminology criteria for adverse events，CTCAE）是美国国家癌症研究所提出用于不良事件报告的描述性术语。2017 年更新至第 5 版，包含 837 项不良事件，每项不良事件均提供了不同严重性的分级尺度，适用于描述药物治疗、放射治疗及外科治疗相关的不良事件。部分不良事件描述如表 12-3 所示。

表 12-1　RTOG 急性放射损伤分级标准

器官组织	0 级	1 级	2 级	3 级	4 级
皮肤	无变化	滤泡样暗红斑；脱发；干性脱皮；出汗减少	触痛性或鲜红斑；片状湿性脱皮；中度水肿	皱褶外皮肤融合的湿性脱皮；凹陷性水肿	溃疡；出血；坏死
黏膜	无变化	充血；轻度疼痛，无须止痛药	片状黏膜炎；炎性血清血液分泌物，需要止痛药	融合的纤维性黏膜炎；重度疼痛，需要麻醉药	溃疡；出血；坏死
下消化道（含盆腔）	无变化	大便次数增多或大便习惯改变，无须用药；直肠不适，无须止痛治疗	腹泻，需要抗副交感神经药；黏液分泌增多，无须卫生垫；直肠或腹部疼痛，需要止痛药	腹泻需要肠胃外支持；重度黏液或血性分泌物增多，需要卫生垫；腹部膨胀（平片示肠管扩张）	急性或亚急性肠梗阻，瘘或穿孔；胃肠道出血需要输血；腹痛或里急后重，需要置管减压或肠扭转
生殖泌尿道	无变化	排尿频率或夜尿为放射治疗前的两倍；排尿困难，尿急，无须用药	排尿困难或夜尿<1次/时；排尿困难，尿急，膀胱痉挛，需要局部麻醉药	尿频伴尿急和夜尿≥1次/时；排尿困难，盆腔痛或膀胱痉挛，需要定时频繁给麻醉剂；肉眼血尿	血尿需输血；急性膀胱梗阻（非继发于血块、溃疡或坏死）；膀胱挛缩；尿瘘
白细胞（×10⁹/L）	>4.0	3.0~<4.0	2.0~<3.0	1.0~<2.0	<1.0
血小板（×10⁹/L）	>100	75~<100	50~<75	25~<50	<25 或自发性出血
中性粒细胞（×10⁹/L）	>1.9	1.5~<1.9	1.0~<1.5	0.5~<1.0	<0.5 或败血症
血红蛋白（g/L）	>110	110~95	<95~75	<75~50	—

注："—"表示分级不适用。

表 12-2 RTOG/EORTC 晚期放射损伤分级标准

器官组织	0 级	1 级	2 级	3 级	4 级
皮肤	无	轻微萎缩色素沉着;些许脱发	片状萎缩;中度毛细血管扩张;全部头发脱落	显著萎缩;显著毛细血管扩张	溃疡
皮下组织	无	轻微硬化(纤维化)和皮下脂肪减少	中度纤维化,但无症状;轻度野萎缩;<10% 线性减少	重度硬化和皮下脂肪减少;野萎缩 >10% 线性单位	坏死
黏膜	无	轻度萎缩和干燥	中度萎缩或毛细血管扩张;无黏液	重度萎缩伴随完全干燥;重度毛细血管扩张	溃疡
小肠/大肠	无	轻度腹泻;轻度痉挛;轻度直肠分泌物增多或出血	中度腹泻和肠绞痛;大便 >5 次/日;多量直肠黏液或间断出血	梗阻或出血,需手术	坏死;穿孔;瘘
膀胱	无	轻度上皮萎缩;轻度毛细血管扩张(镜下血尿)	中度尿频;广泛毛细血管扩张;间断性肉眼血尿	重度尿频和排尿困难;重度毛细血管扩张(常伴瘀斑);频繁血尿;膀胱容量 <150mL	坏死/膀胱挛缩(容量 <100mL);重度出血性膀胱炎
骨	无	无症状;无生长停滞;密度降低	中度疼痛或触痛;生长停滞;不规则骨硬化	重度疼痛或触痛;骨生长完全停滞;致密骨硬化	坏死;自发性骨折

注:任何引起死亡的毒性为 5 级。

表 12-3　不良事件通用术语标准（CTCAE 5.0 版）

不良事件	1 级	2 级	3 级	4 级
白细胞计数降低（×10⁹/L）	3.0~3.9	2.0~2.9	1.0~1.9	<1.0
中性粒细胞计数降低（×10⁹/L）	1.5~1.9	1.0~1.4	0.5~0.9	<0.5
血小板计数降低（×10⁹/L）	75~99	50~74	25~49	<25
贫血	10.0g/dL≤血红蛋白<正常值下限	8.0g/dL≤血红蛋白≤10.0g/dL	血红蛋白<8.0g/dL；需要输血治疗	危及生命；需要紧急治疗
丙氨酸氨基转移酶增高	>正常值上限~3.0 倍正常值上限	>3.0~5.0 倍正常值上限	>5.0~20.0 倍正常值上限	>20.0 倍正常值上限
天冬氨酸氨基转移酶增高	>正常值上限~3.0 倍正常值上限	>3.0~5.0 倍正常值上限	>5.0~20.0 倍正常值上限	>20.0 倍正常值上限
肌酐升高	>正常值上限~1.5 倍正常值上限	>1.5~3.0 倍正常值上限	>3.0~6.0 倍正常值上限	>6.0 倍正常值上限
呕吐	24 小时内发作 1~2 次（间隔>5 分钟）	24 小时内发作 3~5 次（间隔>5 分钟）	24 小时内发作>6 次（间隔>5 分钟），需要管饲营养、肠外营养或住院治疗	危及生命；需要紧急治疗
腹泻	与基线相比，大便次数增加每天<4 次；造瘘口排出物轻度增加	与基线相比，每天大便次数增加 4~6 次；造瘘口排出物中度增加；影响工具性日常生活活动	与基线相比，每天大便次数增加≥7 次；需要住院治疗；造瘘口排出物重度增加；影响日常生活活动	危及生命；需要紧急治疗
便秘	偶然或间断性出现；偶然使用粪便软化剂、缓泻剂、饮食调节剂或灌肠剂	持续使用缓泻剂或灌肠剂；影响工具性日常生活活动	需要手工疏通的顽固性便秘；影响日常生活活动	危及生命；需要紧急治疗

续表

不良事件	1级	2级	3级	4级
直肠黏膜炎	无症状或轻微症状，无须干预	有症状，需要药物处理，影响工具日常生活	症状严重，影响日常生活	危及生命；需要紧急手术治疗
尿失禁	偶尔（如伴随咳嗽，打喷嚏等），无须尿垫	不受意识控制的自发性尿失禁；需要尿垫；影响工具性日常生活活动	需要干预；需要手术治疗；影响日常生活活动	—
血尿	无症状，仅临床观察或诊断所见，无须治疗	轻微症状，需要导尿管或膀胱清洗；影响工具性日常生活活动	大量血尿，需要输血、静脉给药或住院治疗；需要择期介入治疗；影响常生活活动	危及生命；需要放射学或紧急手术治疗
阴道干燥	轻度干燥，不影响性生活	中度干燥，影响性生活或频繁不适	严重干燥，导致性感不快或严重不适	—
阴道出血	临床检查或影像学发现的轻度出血；无须治疗	中度出血；需要治疗	重度出血；需要放射或镜下干预	危及生命；需要紧急手术治疗
阴道炎	轻度不适或红肿痛	中度不适或红肿痛；影响工具性日常生活活动	重度不适或丝黏膜溃疡；影响日常生活活动	大面积黏膜溃疡；危及生命；需要紧急治疗
阴道狭窄	无症状；轻度阴道短或狭窄	阴道狭窄和或缩短，不影响查体	阴道狭窄和/或缩短，影响使用塞子，性行为或查体	—
疲劳	休息后缓解	休息后不能缓解，影响工具性日常生活活动	休息后不能缓解，影响日常生活活动	—
疼痛	轻度疼痛	中度疼痛，影响工具性日常生活活动	重度疼痛，影响日常生活活动	—
子宫穿孔	无症状，仅诊断所见，无须治疗	有症状，无须治疗	严重，需要择期手术治疗	危及生命；需要紧急治疗
女性生殖道瘘	无症状，仅临床或辅助检查所见，无须治疗	有症状，无须治疗	严重，需要择期手术治疗	危及生命；需要紧急治疗

注：出现死亡不良事件定义为5级；"—"表示分级不适用。

第二节　妇科肿瘤患者生活质量量表

一、欧洲癌症研究与治疗组织生命质量核心量表

欧洲癌症研究与治疗组织生命质量核心量表（European Organization for Research and Treatment of Cancer Quality-of-Life questionnaire Core 30, EORTC-QLQ-C30）包含 5 个功能领域（躯体、角色、认知、情绪和社会功能），3 个症状领域（疲劳、疼痛、恶心呕吐），1 个总体健康状况子量表和一些单一条目，一共 30 个问题，适用于评估不同癌症患者的生活质量，如表 12-4 所示。

表 12-4　EORTC-QLQ-C30（中文版 V 3.0）

	问题	没有（1）	有些（2）	相当（3）	非常（4）
1	您从事一些费力的活动有困难吗，比如说提很重的购物袋或手提箱	☐	☐	☐	☐
2	长距离行走对您来说有困难吗	☐	☐	☐	☐
3	户外短距离行走对您来说有困难吗	☐	☐	☐	☐
4	您白天需要待在床上或椅子上吗	☐	☐	☐	☐
5	您在吃饭、穿衣、洗澡或上厕所时需要他人帮助吗	☐	☐	☐	☐
	问题（过去一周内）	没有（1）	有些（2）	相当（3）	非常（4）
6	您在工作和日常生活中是否受到限制	☐	☐	☐	☐
7	您在从事您的爱好或休闲活动时是否受到限制	☐	☐	☐	☐
8	您有气短吗	☐	☐	☐	☐
9	您有疼痛吗	☐	☐	☐	☐

续表

	问题(过去一周内)	没有(1)	有些(2)	相当(3)	非常(4)
10	您需要休息吗	☐	☐	☐	☐
11	您睡眠有困难吗	☐	☐	☐	☐
12	您觉得虚弱吗	☐	☐	☐	☐
13	您食欲不振(没有胃口)吗	☐	☐	☐	☐
14	您觉得恶心吗	☐	☐	☐	☐
15	您有呕吐吗	☐	☐	☐	☐
16	您有便秘吗	☐	☐	☐	☐
17	您有腹泻吗	☐	☐	☐	☐
18	您觉得累吗	☐	☐	☐	☐
19	疼痛影响您的日常活动吗	☐	☐	☐	☐
20	您集中精力做事情有困难吗,如读报纸或看电视	☐	☐	☐	☐
21	您觉得紧张吗	☐	☐	☐	☐
22	您觉得忧虑吗	☐	☐	☐	☐
23	您觉得脾气急躁吗	☐	☐	☐	☐
24	您觉得压抑(情绪低落)吗	☐	☐	☐	☐
25	您感到记忆困难吗	☐	☐	☐	☐
26	您的身体状况或治疗影响您的家庭生活吗	☐	☐	☐	☐
27	您的身体状况或治疗影响您的社交活动吗	☐	☐	☐	☐
28	您的身体状况或治疗使您陷入经济困难吗	☐	☐	☐	☐

	问题(过去一周内)						
29	您如何评价在过去一星期内您的健康情况	1☐ 非常差	2☐	3☐	4☐	5☐	6☐	7☐ 非常好
30	您如何评价在过去一星期内您总的生命质量	1☐ 非常差	2☐	3☐	4☐	5☐	6☐	7☐ 非常好

二、欧洲癌症研究与治疗组织的生命质量量表宫颈癌特异性模块

欧洲癌症研究与治疗组织的生命质量量表宫颈癌特异性模块（European Organization for Research and Treatment of Cancer Quality-of-Life questionnaire Cervical cancer module，EORTC QLQ-CX24）是欧洲癌症研究与治疗组织基于 EORTC-QLQ-C30 设计的用于评价宫颈癌患者生命质量的特异性量表。一共 24 个条目，涵盖 3 个多项维度（症状、躯体形象和性 / 阴道功能），6 个单项维度（淋巴水肿、周围神经功能、绝经、性担忧、性兴趣、性享受），如表 12-5 所示。

表 12-5　EORTC QLQ-CX24（中文版）

	问题（过去一周内）	没有（1）	有些（2）	相当（3）	非常（4）
1	您的腹部抽过筋吗	☐	☐	☐	☐
2	您的内脏活动有问题吗	☐	☐	☐	☐
3	您的大便中有血丝吗	☐	☐	☐	☐
4	您是否有尿频的症状	☐	☐	☐	☐
5	您小便的时候是否有疼痛或有烧的感觉	☐	☐	☐	☐
6	您有漏尿吗	☐	☐	☐	☐
7	尿尽对您来说有问题吗	☐	☐	☐	☐
8	您的腿部是否有水肿	☐	☐	☐	☐
9	您的腰部是否有疼痛感	☐	☐	☐	☐
10	您的手或脚是否有疼痛或麻木的感觉	☐	☐	☐	☐
11	您的阴道或阴户是否有疼痛感	☐	☐	☐	☐
12	您的阴道是否会有异物排出	☐	☐	☐	☐
13	您的阴道是否会出血	☐	☐	☐	☐
14	您的阴道是否有热潮红或者出汗	☐	☐	☐	☐
15	您感觉是否因为你的疾病或治疗而缺乏吸引力	☐	☐	☐	☐
16	您是否感觉由于你的疾病或治疗而缺乏少女性	☐	☐	☐	☐
17	您是否对你的身体有不满意	☐	☐	☐	☐

续表

问题（过去四周内）	没有（1）	有些（2）	相当（3）	非常（4）
18	是否担心过发生性行为会很痛	□	□	□	□
19	您是否性活跃	□	□	□	□

您如果过去四周性活跃，请回答下列问题	没有（1）	有些（2）	相当（3）	非常（4）
20	在性活动中，您的阴部是否会感觉到干	□	□	□	□
21	您的阴道是否感觉变短	□	□	□	□
22	您的阴道是否感觉很紧	□	□	□	□
23	在性交或其他性行为中您是否会感觉到疼痛	□	□	□	□
24	您是否享受性活动	□	□	□	□

三、欧洲癌症研究与治疗组织的生命质量量表卵巢癌特异性模块

欧洲癌症研究与治疗组织的生命质量量表卵巢癌特异性模块（European Organization for Research and Treatment of Cancer Quality-of-Life questionnaire Oavian cancer module，EORTC QLQ-OV28）是欧洲癌症研究与治疗组织基于 EORTC-QLQ-C30 设计的用于评价卵巢癌患者生命质量的特异性量表，共 11 个领域，28 个条目，包含了卵巢癌特异的主要临床表现及特异心理，如表 12-6 所示。

表 12-6　EORTC QLQ-OV28（中文版）

	过去一周内	没有（1）	有些（2）	相当（3）	非常（4）
1	腹痛	□	□	□	□
2	腹胀 / 胃胀	□	□	□	□
3	衣服是否太紧	□	□	□	□
4	疾病或治疗是否使大便习惯改变	□	□	□	□
5	放屁困难	□	□	□	□
6	才开始吃很快就饱	□	□	□	□
7	消化不良或烧心	□	□	□	□
8	脱发	□	□	□	□

续表

过去一周内		没有（1）	有些（2）	相当（3）	非常（4）
9	如果您脱发请问答这个问题：是否为脱发烦恼	☐	☐	☐	☐
10	食物和饮料的味道改变	☐	☐	☐	☐
11	手或脚刺痛	☐	☐	☐	☐
12	手或脚趾麻木	☐	☐	☐	☐
13	手臂或腿无力	☐	☐	☐	☐
过去四周内		**没有（1）**	**有些（2）**	**相当（3）**	**非常（4）**
14	肌肉和/或关节疼痛	☐	☐	☐	☐
15	听力有问题	☐	☐	☐	☐
16	尿频	☐	☐	☐	☐
17	皮肤不适	☐	☐	☐	☐
18	潮热	☐	☐	☐	☐
19	夜间盗汗	☐	☐	☐	☐
20	疾病或治疗后，身体的吸引力下降	☐	☐	☐	☐
21	对体型不满意	☐	☐	☐	☐
22	疾病负担	☐	☐	☐	☐
23	治疗负担	☐	☐	☐	☐
24	健康担忧	☐	☐	☐	☐
25	性的兴趣程度	☐	☐	☐	☐
26	性生活程度	☐	☐	☐	☐
如果您有性生活请回答下面的问题		**没有（1）**	**有些（2）**	**相当（3）**	**非常（4）**
27	性生活带来愉悦	☐	☐	☐	☐
28	性生活中阴道干燥	☐	☐	☐	☐

四、癌症治疗功能评价系统

癌症治疗功能评价系统（functional assessment of cancer therapy，FACT）由

一个测量癌症患者生命质量的共性模块 FACT-G 和一些特定癌症的特异模块构成的量表群。FACT-G 包括 27 个条目：生理状况 7 条、社会 / 家庭状况 7 条、情感状况 6 条和功能状况 7 条。相比 EORTC QLQ-C30 更侧重相对客观的机体功能，FACT-G 更注重患者主观的想法和感受，适用于评估不同癌症患者的生活质量，如表 12-7 所示。

表 12-7　FACT-G（中文版 V 4.0）

以下是一些与您的疾病有关的重要问题，请在每行勾选出最适宜的选项，以表示在过去 7 天中最适合您的状况。

生理状况	一点儿也不（0）	有一些（1）	有些（2）	相当（3）	非常（4）
我精神不好	☐	☐	☐	☐	☐
我感到恶心	☐	☐	☐	☐	☐
因为我身体不好，我满足家庭需要有困难	☐	☐	☐	☐	☐
我感到疼痛	☐	☐	☐	☐	☐
治疗的副作用使我感到烦恼	☐	☐	☐	☐	☐
我觉得病了	☐	☐	☐	☐	☐
我因病被迫要卧床休息	☐	☐	☐	☐	☐

社会 / 家庭状况	一点儿也不（0）	有一点（1）	有些（2）	相当（3）	非常（4）
我和朋友们很亲近	☐	☐	☐	☐	☐
我在感情上得到家人的支持	☐	☐	☐	☐	☐
我得到朋友的支持	☐	☐	☐	☐	☐
我的家人已经能正确看待我患病这一事实	☐	☐	☐	☐	☐
我满意家人间对我疾病的沟通方式	☐	☐	☐	☐	☐
我与自己的配偶（或给我主要支持的人）很亲近	☐	☐	☐	☐	☐
我对自己的性生活感到满意	☐	☐	☐	☐	☐

续表

情感状况	一点儿也不（0）	有一点（1）	有些（2）	相当（3）	非常（4）
我感到悲伤	☐	☐	☐	☐	☐
我满意自己处理疾病的方式	☐	☐	☐	☐	☐
我在与疾病的抗争中,感到越来越失望	☐	☐	☐	☐	☐
我感到紧张	☐	☐	☐	☐	☐
我担心可能会去世	☐	☐	☐	☐	☐
我担心自己的病情会恶化	☐	☐	☐	☐	☐
功能状况	**一点儿也不（0）**	**有一点（1）**	**有些（2）**	**相当（3）**	**非常（4）**
我能够工作(包括家里工作)	☐	☐	☐	☐	☐
我的工作(包括家里工作)令我很有成就感	☐	☐	☐	☐	☐
我能享受生活	☐	☐	☐	☐	☐
我能面对自己的疾病	☐	☐	☐	☐	☐
我睡得很好	☐	☐	☐	☐	☐
我享受我过去常做的娱乐活动	☐	☐	☐	☐	☐
我对现在的生活质量感到满意	☐	☐	☐	☐	☐

五、宫颈癌治疗功能评价系统

宫颈癌治疗功能评价系统(functional assessment of cancer therapy-cervix, FACT-Cx24)由癌症功能治疗评价系统 FACT-G 及宫颈癌特异模块(cervical cancer subscale, CCS)组成,共包含躯体状况、社会/家庭状况、情感状况、功能状况和附加关注五个维度的 42 个条目,用于调查宫颈癌患者的生活质量。前面已经给出了中文版 FACT-G 的 27 个条目,宫颈特异模块的 15 个条目如表 12-8 所示。

表 12-8　FACT-Cx24 宫颈癌特异模块（中文版 V 4.0）

以下是一些与您患有同样疾病的人所认为重要的陈述，请在每行勾选出最适宜的选项，以表示在过去 7 天中最适合您的状况。

附加关注	一点儿也不（0）	有一些（1）	有些（2）	相当（3）	非常（4）
阴道分泌物或出血使我感到烦恼	☐	☐	☐	☐	☐
阴道的气味使我感到烦恼	☐	☐	☐	☐	☐
我害怕有性行为	☐	☐	☐	☐	☐
我感到自己在性方面有吸引力	☐	☐	☐	☐	☐
我感到阴道太窄或太短	☐	☐	☐	☐	☐
我担心我生孩子的能力	☐	☐	☐	☐	☐
我害怕治疗可能损害我的身体	☐	☐	☐	☐	☐
我对性生活有兴趣	☐	☐	☐	☐	☐
我喜欢我的外表	☐	☐	☐	☐	☐
便秘使我感到烦恼	☐	☐	☐	☐	☐
我的食欲好	☐	☐	☐	☐	☐
我控制不了自己的小便	☐	☐	☐	☐	☐
我小便时有灼痛感	☐	☐	☐	☐	☐
我小便时难受	☐	☐	☐	☐	☐
我能够吃我喜欢吃的食物	☐	☐	☐	☐	☐

六、卵巢癌治疗功能评价系统

卵巢癌治疗功能评价系统（functional assessment of cancer therapy-ovarian cancer, FACT-O）由癌症功能治疗评价系统 FACT-G 和卵巢癌特异模块共同组成，涵盖生理、社会 / 家庭、情感、功能状况和附加关注 5 个维度，用于调查卵巢患者的生活质量。前面已经给出了中文版 FACT-G 的 27 个条目，卵巢癌特异模块的 12 个条目如表 12-9。

七、女性性功能质量量表（Female Sexual Function Index, FSFI）

FSFI 量表涵盖 6 个维度，即性欲望、性唤起、阴道润滑度、性高潮、性满足度和性交疼痛，共 19 个条目。FSFI 可用于各种临床条件下的性问题，也可用于评估青春期、孕期、中年期、更年期的性问题，如表 12-10 所示。

表 12-9　卵巢癌特异模块（中文版）

以下是一些与您患有同样疾病的人所认为重要的陈述,请在每行勾选出最适宜的选项,以表示在过去 7 天中最适合您的状况。

附加关注	一点儿也不 （0）	有一些 （1）	有些 （2）	相当 （3）	非常 （4）
我胃胀	□	□	□	□	□
我体重降低	□	□	□	□	□
我能自如排便	□	□	□	□	□
我呕吐	□	□	□	□	□
我为脱发苦恼	□	□	□	□	□
我的食欲良好	□	□	□	□	□
我喜欢我的体型	□	□	□	□	□
我自己能到处行走	□	□	□	□	□
我能感觉自己像个女人	□	□	□	□	□
我的胃部痉挛	□	□	□	□	□
我对性生活有兴趣	□	□	□	□	□
我担心我的生育能力	□	□	□	□	□

表 12-10　FSFI（中文版）

该问卷主要是对您最近四周内性生活的整体评价,请您根据您的实际情况,选出最适合您情况的选项,您的答案将被机密保存。每题请只选择一个答案选项。

问题	选项
1. 过去 4 周,您有性欲望或对于性相关的事物产生兴趣的频率是多少	□　总是或几乎总是 □　经常（超过一半） □　有时（大约一半） □　偶尔（少于一半） □　几乎没有或没有
2. 过去 4 周,您有性欲望的程度是	□　很高 □　高 □　普通 □　低 □　很低或者完全没有

续表

问题	选项
3. 过去 4 周,您在性活动或性交中被激起性渴望的概率是多少	☐ 无性活动 ☐ 总是或几乎总是 ☐ 经常(超过一半) ☐ 有时(大约一半) ☐ 偶尔(小于一半) ☐ 几乎没有或没有
4. 过去 4 周,您在性活动中或性交中被激起性渴望的程度是	☐ 无性活动 ☐ 很高 ☐ 高 ☐ 普通 ☐ 低 ☐ 很低或者完全没有
5. 过去 4 周,您在性活动中或性交中兴奋起来的信心是	☐ 无性活动 ☐ 很高 ☐ 高 ☐ 普通 ☐ 低 ☐ 几乎没有或没有
6. 过去 4 周,您在性活动中或性交中性兴奋满意的概率是多少	☐ 无性活动 ☐ 总是或几乎总是 ☐ 经常(超过一半) ☐ 有时(大约一半) ☐ 偶尔(小于一半) ☐ 几乎从不或从不
7. 过去 4 周,您在性活动中或性交中会阴湿润的概率是多少	☐ 无性活动 ☐ 总是或几乎总是 ☐ 经常(超过一半) ☐ 有时(大约一半) ☐ 偶尔(小于一半) ☐ 几乎没有或没有

续表

问题	选项
8. 过去4周,您在性活动中或性交中阴道湿润的困难程度	☐ 无性活动 ☐ 极度困难或完全不可能 ☐ 非常困难 ☐ 有时候 ☐ 有一点儿困难 ☐ 没有困难
9. 过去4周,您在性活动中或性交中保持湿润的概率是多少	☐ 无性活动 ☐ 总是或几乎总是 ☐ 经常(超过一半) ☐ 有时(大约一半) ☐ 偶尔(小于一半) ☐ 几乎没有或没有
10. 过去4周,您在性活动中或性交中保持润滑的困难程度	☐ 无性活动 ☐ 极度困难或完全不可能 ☐ 非常困难 ☐ 有时候 ☐ 有一点儿困难 ☐ 没有困难
11. 过去4周,当您有性刺激或性交时您达到高潮的概率是多少?	☐ 无性活动 ☐ 总是或几乎总是 ☐ 经常(超过一半) ☐ 有时(大约一半) ☐ 偶尔(小于一半) ☐ 几乎没有或没有
12. 过去4周,当您有性刺激或性交时您达到高潮的困难程度	☐ 无性活动 ☐ 极度困难或完全不可能 ☐ 非常困难 ☐ 有时候 ☐ 有一点儿困难 ☐ 没有困难

续表

问题	选项
13. 过去 4 周,您在性活动中或性交中对于能够达到性高潮的满意程度是	☐ 无性活动 ☐ 非常满意 ☐ 比较满意 ☐ 平平 ☐ 不满意 ☐ 非常不满意
14. 过去 4 周,您在性活动中和伴侣的亲密度,您的满意程度是	☐ 无性活动 ☐ 非常满意 ☐ 比较满意 ☐ 平平 ☐ 不满意 ☐ 非常不满意
15. 过去 4 周,您对您与伴侣之间的性关系满意吗	☐ 非常满意 ☐ 比较满意 ☐ 平平 ☐ 不满意 ☐ 非常不满意
16. 过去 4 周,您对您整体的性生活满意吗	☐ 非常满意 ☐ 比较满意 ☐ 平平 ☐ 不满意 ☐ 非常不满意
17. 过去 4 周,您对于阴道插入时感到不舒服或疼痛的概率是多少	☐ 无性活动 ☐ 总是或几乎总是 ☐ 经常(超过一半) ☐ 有时(大约一半) ☐ 偶尔(小于一半) ☐ 几乎没有或没有

续表

问题		选项
18. 过去 4 周,您对于阴道插入后感到不舒服或疼痛的概率是多少	☐	无性活动
	☐	总是或几乎总是
	☐	经常(超过一半)
	☐	有时(大约一半)
	☐	偶尔(小于一半)
	☐	几乎没有或没有
19. 过去 4 周,您对于阴道插入时或插入后感到不舒服或疼痛的程度	☐	无性活动
	☐	很高
	☐	高
	☐	普通
	☐	低
	☐	几乎没有或没有

八、下肢淋巴水肿功能,残疾和健康问卷

下肢淋巴水肿功能、残疾和健康问卷(the lymphedema functioning, disability and health questionnaire for lower limb lymphedema, Lymph-ICF-LL)包含身体功能、心理功能、一般任务/家庭活动、活动能力以及生活领域/社交生活 5 个维度,共 28 个条目。用于评估下肢淋巴水肿对各方面的影响,如表 12-11 所示。

表 12-11　Lymph-ICF-LL(中文版)

请您考虑两周内自我感受作答,症状由轻微到严重,分值逐渐增加,请您选择比较能描述到您症状的分数;若该题目不适用于您,不用填写即可。

1. 您的腿/脚会感觉到疼痛吗

完全没有　　0☐　1☐　2☐　3☐　4☐　5☐　6☐　7☐　8☐　　非常明显
　　　　　　9☐　10☐

2. 您的腿/脚会感觉到皮肤紧绷吗

完全没有　　0☐　1☐　2☐　3☐　4☐　5☐　6☐　7☐　8☐　　非常明显
　　　　　　9☐　10☐

3. 您的腿/脚会感觉到麻木吗

完全没有　　0☐　1☐　2☐　3☐　4☐　5☐　6☐　7☐　8☐　　非常明显
　　　　　　9☐　10☐

续表

4. 您的腿 / 脚感染过吗（例如患蜂窝织炎）

完全没有　　0☐　1☐　2☐　3☐　4☐　5☐　6☐　7☐　8☐　非常明显
　　　　　　9☐　10☐

5. 您的腿 / 脚感觉到活动时僵硬吗

完全没有　　0☐　1☐　2☐　3☐　4☐　5☐　6☐　7☐　8☐　非常明显
　　　　　　9☐　10☐

6. 您的腿 / 脚会感觉到沉重吗

完全没有　　0☐　1☐　2☐　3☐　4☐　5☐　6☐　7☐　8☐　非常明显
　　　　　　9☐　10☐

7. 淋巴水肿会让您缺乏自信吗

完全没有　　0☐　1☐　2☐　3☐　4☐　5☐　6☐　7☐　8☐　非常明显
　　　　　　9☐　10☐

8. 淋巴水肿会使您感觉到心情低落吗

完全没有　　0☐　1☐　2☐　3☐　4☐　5☐　6☐　7☐　8☐　非常明显
　　　　　　9☐　10☐

9. 淋巴水肿会让您感觉到没有气质吗

完全没有　　0☐　1☐　2☐　3☐　4☐　5☐　6☐　7☐　8☐　非常明显
　　　　　　9☐　10☐

10. 淋巴水肿会使您感觉到挫折感吗

完全没有　　0☐　1☐　2☐　3☐　4☐　5☐　6☐　7☐　8☐　非常明显
　　　　　　9☐　10☐

11. 淋巴水肿会使您感觉到对未来生活没有安全感吗

完全没有　　0☐　1☐　2☐　3☐　4☐　5☐　6☐　7☐　8☐　非常明显
　　　　　　9☐　10☐

12. 淋巴水肿会使您对医疗和保健行为失望吗

完全没有　　0☐　1☐　2☐　3☐　4☐　5☐　6☐　7☐　8☐　非常明显
　　　　　　9☐　10☐

13. 淋巴水肿会使您感觉到更加依赖他人吗

完全没有　　0☐　1☐　2☐　3☐　4☐　5☐　6☐　7☐　8☐　非常明显
　　　　　　9☐　10☐

14. 淋巴水肿会使您感觉到规划日常生活困难吗

完全没有　　0☐　1☐　2☐　3☐　4☐　5☐　6☐　7☐　8☐　非常明显
　　　　　　9☐　10☐

15. 淋巴水肿会让您感觉到做家务困难吗

完全没有　　0 □　1 □　2 □　3 □　4 □　5 □　6 □　7 □　8 □　　非常明显
　　　　　　9 □　10 □

16. 您能够长时间保持坐位吗

完全可以　　0 □　1 □　2 □　3 □　4 □　5 □　6 □　7 □　8 □　　根本不行
　　　　　　9 □　10 □

17. 您能够长时间保持站立姿势吗

完全可以　　0 □　1 □　2 □　3 □　4 □　5 □　6 □　7 □　8 □　　根本不行
　　　　　　9 □　10 □

18. 您能够长时间保持跪的姿势吗

完全可以　　0 □　1 □　2 □　3 □　4 □　5 □　6 □　7 □　8 □　　根本不行
　　　　　　9 □　10 □

19. 您能够每天走大约4公里吗

完全可以　　0 □　1 □　2 □　3 □　4 □　5 □　6 □　7 □　8 □　　根本不行
　　　　　　9 □　10 □

20. 您能够骑自行车吗

完全可以　　0 □　1 □　2 □　3 □　4 □　5 □　6 □　7 □　8 □　　根本不行
　　　　　　9 □　10 □

21. 您能够驾驶汽车吗

完全可以　　0 □　1 □　2 □　3 □　4 □　5 □　6 □　7 □　8 □　　根本不行
　　　　　　9 □　10 □

22. 您可以自己独立上下楼梯吗

完全可以　　0 □　1 □　2 □　3 □　4 □　5 □　6 □　7 □　8 □　　根本不行
　　　　　　9 □　10 □

23. 您可以很好地完成自己的工作吗（若没有工作,可以不填）

完全可以　　0 □　1 □　2 □　3 □　4 □　5 □　6 □　7 □　8 □　　根本不行
　　　　　　9 □　10 □

24. 您可以很好地进行日常运动锻炼吗

完全可以　　0 □　1 □　2 □　3 □　4 □　5 □　6 □　7 □　8 □　　根本不行
　　　　　　9 □　10 □

25. 您可以很好地进行日常休闲娱乐活动吗

完全可以　　0 □　1 □　2 □　3 □　4 □　5 □　6 □　7 □　8 □　　根本不行
　　　　　　9 □　10 □

续表

26. 淋巴水肿影响您的日常社交活动吗（例如朋友聚会）
完全不影响　0□　1□　2□　3□　4□　5□　6□　7□　8□　　十分影响 　　　　　　9□　10□

27. 您找到自己的喜欢或满意的衣物困难吗

完全不困难　0□　1□　2□　3□　4□　5□　6□　7□　8□　　十分困难
　　　　　　9□　10□

28. 淋巴水肿会影响您去旅行吗
完全不影响　0□　1□　2□　3□　4□　5□　6□　7□　8□　　十分影响 　　　　　　9□　10□

参 考 文 献

［1］COX J D, STETZ J A, PAJAK T F. Toxicity criteria of the Radiation Therapy Oncology Group（RTOG）and the European Organization for Research and Treatment of Cancer（EORTC）. Int J Radiat Oncol Biol Phys, 1995, 31（5）: 1341-1346.

［2］WANG C M, LEE S Y, HSU K F, et al. Psychometric evaluation of a Chinese version of Lymphoedema Functioning, Disability and Health Questionnaire for Lower Limb Lymphoedema in women with gynaecological cancer surgery. Eur J Cancer Care（Engl）, 2018, 27（6）: e12940.

［3］GROENVOLD M, KLEE M C, SPRANGERS M A, et al. Validation of the EORTC QLQ-C30 quality of life questionnaire through combined qualitative and quantitative assessment of patient-observer agreement. J Clin Epidemiol, 1997, 50（4）: 441-450.

［4］万崇华. 生命质量测定与评价方法. 昆明: 云南大学出版社, 1999, 301-304.

［5］GREIMEL E R, KULJANIC V K, WALDENSTROM A C, et al. The European Organization for Research and Treatment of Cancer（EORTC）Quality-of-Life questionnaire cervical cancer module: EORTC QLQ-CX24. Cancer, 2006, 107（8）: 1812-1822.

［6］CULL A, HOWAT S, GREIMEL E, et al. Development of a European Organization for Research and Treatment of Cancer questionnaire module to assess the quality of life of ovarian cancer patients in clinical trials: a progress report. Eur J Cancer, 2001, 37（1）: 47-53.

［7］CELLA D F, TULSKY D S, GRAY G, et al. The Functional Assessment of Cancer Therapy scale: development and validation of the general measure. J Clin Oncol. 1993, 11（3）: 570-579.

［8］万崇华, 孟琼, 汤学良, 等. 癌症患者生命质量测定量表 FACT-G 中文版评介. 实用肿瘤杂志, 2006, 21（1）: 77-80.

［9］MONK B J, CELLA D, HUANG H Q, et al. Quality of life outcomes from a randomized phase Ⅲ trial of cisplatin with or without topotecan in advanced carcinoma of the cervix: a

Gynecologic Oncology Group Study. J Clin Oncol, 2005, 23: 4626-4633.

[10] BONOMI A E, CELLA D F, HAHN E A, et al. Multilingual translation of the Functional Assessment of Cancer Therapy (FACT) quality of life measurement system. Qual Life Res, 1996, 5 (3): 309-320.

[11] BASER R E, LI Y, CARTER J. Psychometric validation of the Female Sexual Function Index (FSFI) in cancer survivors. Cancer. 2012, 118 (18): 4606-4618.

[12] DEVOOGDT N, DE GROEF A, HENDRICKX A, et al. Lymphoedema Functioning, Disability and Health Questionnaire for Lower Limb Lymphoedema (Lymph-ICF-LL): reliability and validity. Phys Ther, 2014, 94 (5): 705-721.

姜伟娟　邓秀文